10분 영혼 운동법

- 하나로 명상 -

10분 영혼 운동법

- 하나로 명상 -

초판 1쇄 인쇄 2012년 05월 24일
초판 1쇄 발행 2012년 05월 31일

지은이 | 이순세
펴낸이 | 손형국
펴낸곳 | (주)에세이퍼블리싱
출판등록 | 2004. 12. 1(제2011-77호)
주소 | 153-786 서울시 금천구 가산동 371-28 우림라이온스밸리 C동 101호
홈페이지 | www.book.co.kr
전화번호 | (02)2026-5777
팩스 | (02)2026-5747

ISBN 978-89-6023-908-1 03810

"왜 매일매일 몸운동을 하면서 영혼운동을 하지 않는가?"

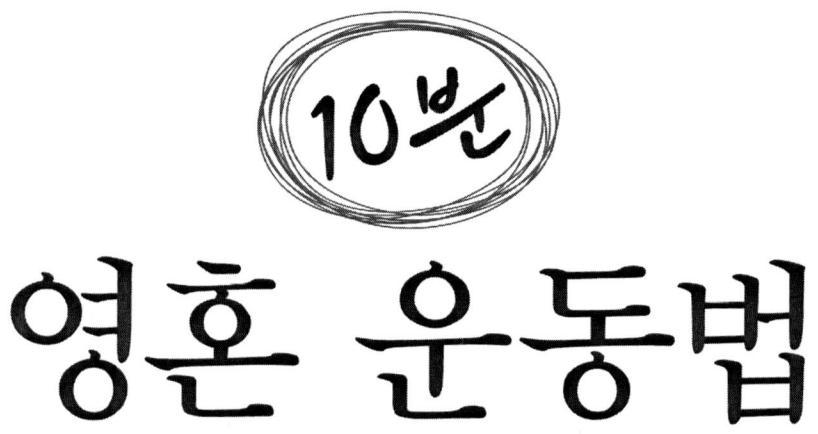

10분
영혼 운동법

- 하나로 명상 -

이순세 지음

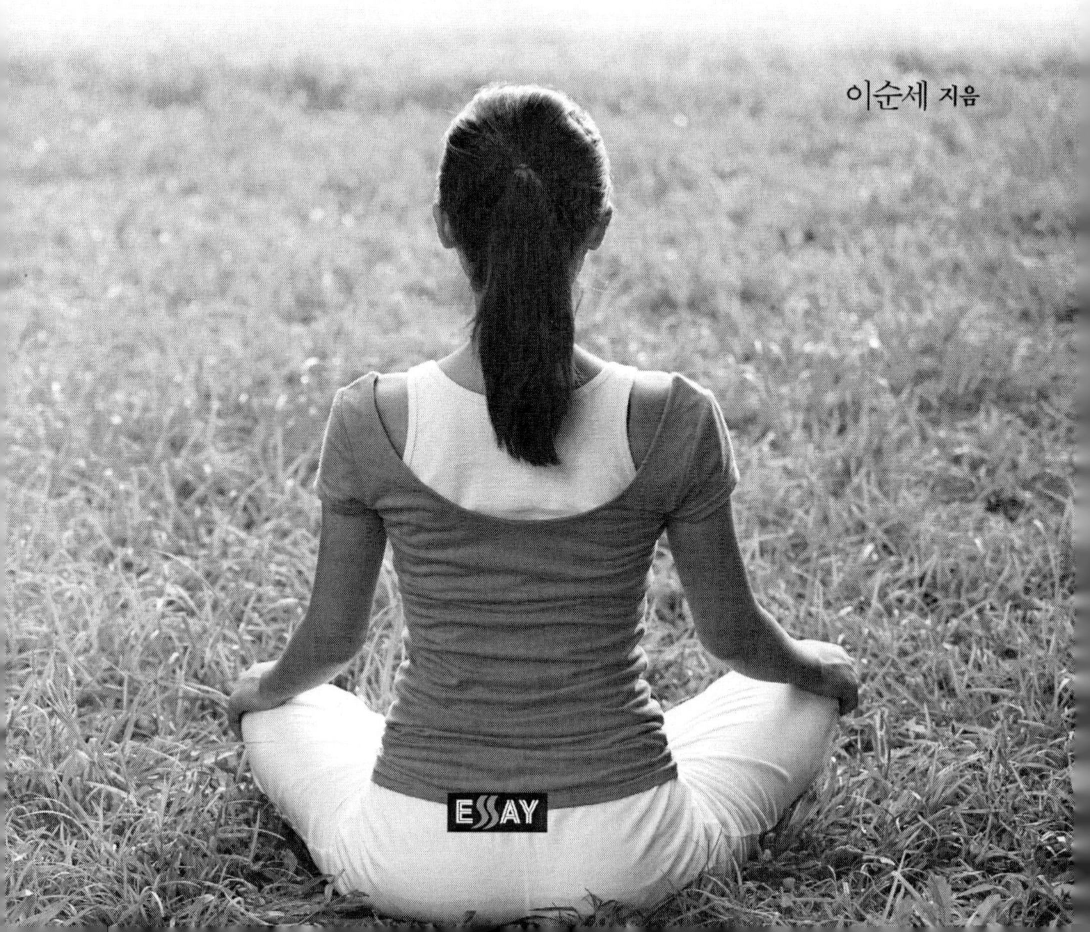

ESSAY

몸 건강을 위해서 아침마다 조깅을 하는 수많은 사람들과 저녁엔 헬스클럽을 꼭꼭 채우는 수많은 사람들을 보면서 필자는 이런 생각을 한다. '많은 사람들이 저토록 잠시뿐인 몸을 애지중지하며 운동을 하는 만큼 영원한 스스로를 운동할까?' 태어나면서 잃어버린 스스로, 살면서 영영 느끼지 못하는 스스로이기에 어쩌면 당연한 것인지도 모른다. 하지만 긴 장마에도 틈틈이 해를 보듯이 사람들은 가끔 홀로 있을 때 스스로를 느끼곤 한다.

필자가 처음으로 스스로에 대해서 눈뜨고 알게 된 것은 다섯 살 때쯤이었다. 어느 날 노을이 곱게 물든 저녁에 윗목에 있는, 어머니가 시집올 때 가져오신 장롱에 붙어 있는 전신 거울 앞을 지나가다가 거울에 비친 내 모습을 보게 되었다. 아랫도리도 안 걸친 내 모습이었다. 전에 그 앞을 수없이 지나갔지만 그날은 뭔가 느낌이 달랐다. 순간 나는 본능적으로 명상에 잠겼다.

내 마음속에서는 '난 이렇게 사람의 몸을 뒤집어쓰고 한평생을 살다 가겠지, 어떻게 살아야 하나?' 이런 생각이 들었다. 거울 앞에서 혼자 우두커니 한참을 서 있던 기억을 이제와 돌이켜보니 그것이 나의 첫 명상이었다. 지금도 그때의 기억, 장면이 또렷한 것은 그때의 느낌이 너무나 강렬했기 때문이다.

그 뒤 세월이 지나고 필자는 세상의 욕망에 세뇌되어 스스로를 잃고 살다가 고등학교 2학년 때 담임선생님이신 수학 선생님이 우리 반 학생들에게 자신의 인생순서도를 그려 오라고 과제를 내주셨다. 순서도에는 마름모가 있어서 어떤 과정이 통과되면 다음 차례로 넘어가고 안 되면 다른 방법이나 또다시 실패한 과정에 도전하는 인생설계도였다.

나는 우수한 성적이었고 성적이 계속 올라가는 중이었으므로 서울 법대에 가서 사법고시를 합격하고, 그 다음에 판사나 검사를 하고, 그 다음에 국회의원을 하고 대통령까지 써넣은 인생순서도를 그려서 선생님께 제출했는데 왠지 모를 허전함이 몰려왔다.

내가 선생님께 제출한 인생순서도에는 내 껍데기는 있을지 몰라도 정작 내 스스로 알맹이는 빠져 있었다. 그래서 난 더 이상의 학교 공부를 중단하고 스스로를 찾아 떠나는 여행을 시작했다. 그때부터 소위 '진리'라고 하는 책들을 찾아서 읽기 시작했다. 그리고 깊고 오랜 사색의 길을 떠났다.

많은 종교서적, 사상집, 철학 책, 자연과학 등등 닥치는 대로 읽었다. 그때 벼랑에 매달린 심정만큼이나 나는 절박했다. 고교 3학년이 되어서 필자는 담임선생님께 찾아가 학교에선 더 이상 배울 것이 없다고 학교를 중퇴하겠다고 말씀드렸다. 내 뜻을 알고 선생님은 중퇴는 학생 스스로는 안 되고 부모님을 모셔 와야 한다고 하셨다. 저녁이 되어, 낮에 고되게 들일하고 돌아와서 너무나 힘들어 하시는 부모님을 뵈니 차마 중퇴하러 학교에 같이 가자는 말이 나오지 않았다. 그래서 그냥 학교는 다니되 학교 공부보다는 내 스스로의 공부를 해야겠다고 생각했다.

대학교에 들어가서 난 학과 공부보다는 많은 독서와 사색으로 대학 생활을 보냈다. 대학교를 마칠 때쯤 필자는 특별한 경험을 자주 하게 되었다. 그것은 수백 년 전의 사상가나 철학자들의 생각과 필자의 생각이 많이 일치하는 것이었다.

예를 들면 몇 달 전에 필자 나름대로 세상에 대한 견해를 정리한 것과 똑같은 내용이 오늘 읽은 수백 년 전 어느 유명한 사상가나 철학자가 쓴 글과 일치하는 것을 확인한 것이었다. 그때 필자가 느낀 것은 세상의 물질문명은 바뀌어도 사람의 기본적인 생각과 습성은 바뀌지 않는다는 것이었다. 그래서 필자는 독서의 양을 줄이고 진짜 살아 있는 단 하나의 책을 읽어야겠다고 생각했다. 그것은 바로 '세상'이라는 책이었다. 나는 글로 된 책도 중요하지만 경험이 그것 못지않게 중요하다고 생각했다.

법대를 졸업한 필자는 자영업에 뛰어들었다. 그 후에 약 30여 가지 직업을 전전했다. 다양한 세상을 통해서 참으로 많은 것을 경험하고, 느끼고, 배우고, 알게 되었다. 나이 40대를 넘어가면서 어느 날 우연히 『잡아함경』이라는 책을 보게 되었다. 시리즈로 된 책인데 분량이 꽤 많았다. 필자에게 그 책은 빨갛게 달아오른 숯불에 휘발유를 붓는 것과 같았다. 마치 용의 그림을 다 그리고 나서 눈의 초점을 찍듯이 그 책은 필자가 완성되는 데 중요한 역할을 했다.

가까운 지인들은 고교 때 학교 공부를 그만두지 말고 학교 공부에 열심히 해서 출세했으면 참 좋았을 텐데, 하고 안타까워하지만 그것은 필자에 대해서 전혀 모르는 소리다. 오히려 그때 학교 공부에 빠져 덧없는 욕망을 채우고 따라가기에 급급했으면 덧없는 출세는 했을지 모르지만 이 생명은 껍데기들과 함께 사라질 것이다. 하지만 스스로를 놓치지 않으려, 참된 이치를 찾으려, 영원한 생명을 찾으려 몸부림치느라 모질고 잔인한 삶을 살아왔기에 지금에 난 참된 이치에 눈뜨고 절대행복으로 벗어날 수 있었다.

필자는 아주 어릴 적부터 명상을 해 왔다. 찰나 동안 뒤집어쓴 육신과 운명 속에서 마치 구름에 가린 해를 찾듯이 스스로와 참된 이치를 놓치지 않으려 몸부림쳤다. 그 몸부림치는 과정에서 많은 것을 깨닫고

누리게 되었다. 필자의 경험과 눈뜬 여정을 이곳에 남겨 뒤에 올 생명
들의 벗어나는 길에 디딤돌이 됐으면 한다.

필자는 아주 어릴 적에 삶을 결정했고 지나온 삶이 가시밭길이었지
만 한 번도 어릴 적 결정을 후회한 적이 없다. 그것은 지금 누리고 있
는 절대행복이 시공 속에 있는 어느 무엇보다도 영원하고 평안함을 알
기 때문이다.

어떻게 살아야 할까? 나는 무엇인가? 나에게 가장 소중한 것은 무엇
인가? 이렇게 삶의 나침반을 찾는 이들을 위해서 이 책을 만들었다.
이 책은 필자의 부모 형제가 본다는 심정으로 솔직하게 사랑을 담아
서 만들었다.

사랑한다! 사랑한다! 사랑한다! 생명아.

여기에 기술된 명상법들은 참된 이치로 가는, 영원한 생명으로 가는
그대의 도구나 수단이지 목적이 아니다. 즉 여기에 기술된 명상법에
따라 살피고, 알아차리고, 눈뜨고, 깨닫고, 다스리고, 삼매에 들어 그대
의 궁극적인 목적인 참된 이치, 참된 생명, 영원한 생명으로 벗어나,

절대행복으로 영원히 존재하라! 생명이여.
절대행복으로 영원히 존재하라! 생명이여.

그대와 다르지 않은 생명이

목차

10분

영혼 운동법

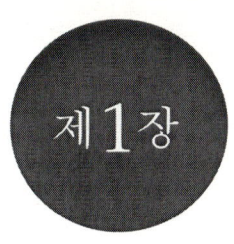

제 1 장

그대는 스스로를 아는가

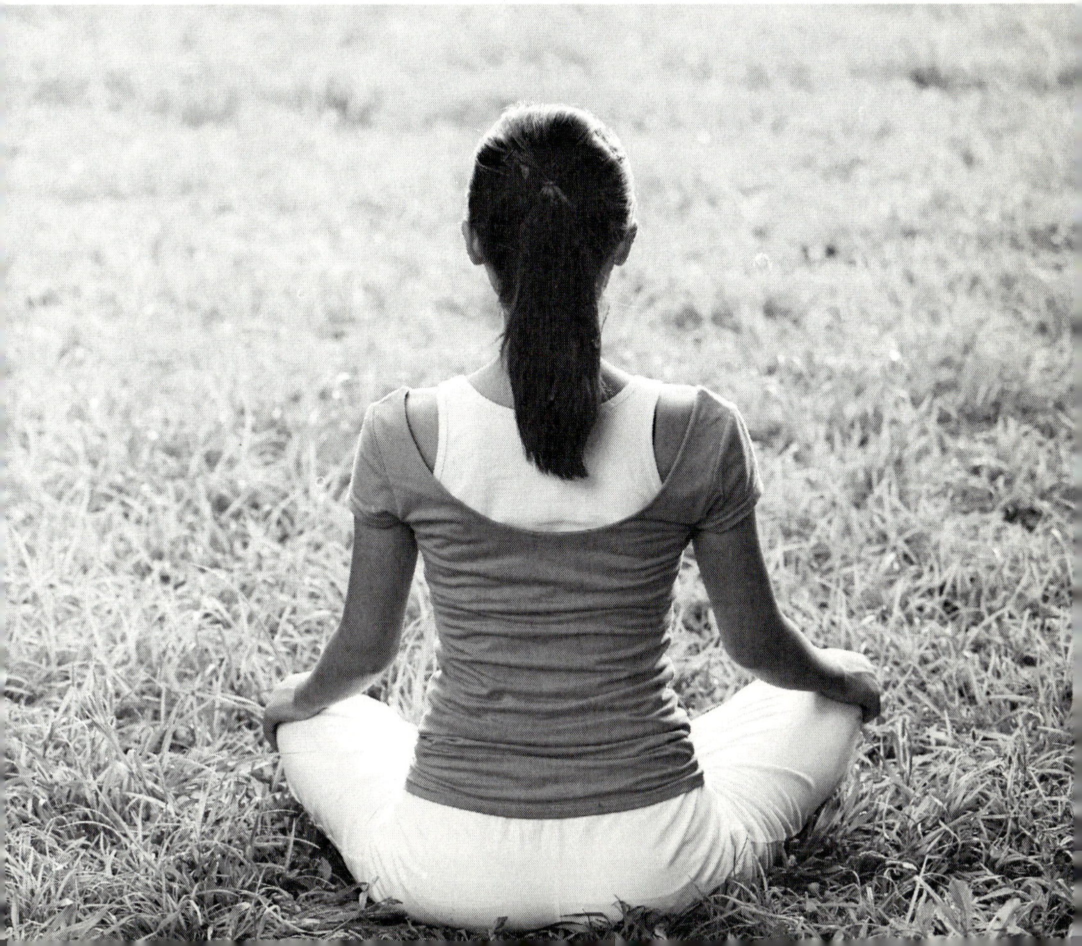

1. 태어나면서 잃어버린 스스로 🌾

생명은 찰나에 뒤집어 쓴 육신과 운명(광활한 우주의 역사에 비해 100년 정도밖에 안 되는 육신의 생은 찰나)으로 태어나면서 스스로를 잃어버린다.

육신을 뒤집어쓰면서 눈, 코, 귀, 입, 몸(피부, 내장 등등), 생각에 압도당해서 스스로를 잃어버린다. 또한 운명을 뒤집어쓰면서 관념, 이념, 관습, 족벌, 국가, 민족, 종교, 지식, 부모로부터의 세뇌, 육신이 속한 크고 작은 울타리의 세뇌, 세상의 세뇌 등등 이와 같은 것들이 스스로를 찾지 못하게 한다. 그리고 그것들에 노예가 되서 스스로도 그것들과 함께 괴로워하고, 욕심 부리고, 어리석어지고, 나약해지고, 사악해져 가면서 그것들과 함께 죽어 간다.

태어나 육신과 운명에 세뇌되고 길들여지고 갇히고, 세상에 세뇌되고 길들여지고 갇혀서 스스로를 잃어버린 채 살다가 그것들에 세뇌된 욕망만 잔뜩 먹고, 세뇌된 욕망만 좇다가 온갖 육신의 쾌락(뇌 포함), 세상의 낙, 괴로움 속에 살다 간다.

뒤집어쓴 육신과 운명에 세뇌되고, 길들여지고, 갇혀서, 찰나에 뒤집어쓴 육신과 운명이 영원한 제 집인 양 어리석어지고, 나약해지고, 사악해져 생과 사의 괴로운 수레바퀴에서 벗어나지 못하고 돌고 돈다.

찰나에 뒤집어쓴 껍데기를 '나'라는 덧없고 허망한 관념으로 만들고, 나아가 '우리'라는 덧없고 허망한 관념으로 만들어 그 안을 채우려고 온갖 어리석고 사악한 욕망을 부리며 아등바등 살다가 간다.

찰나에 뒤집어쓴 껍데기를 '나'라는 덧없고 허망한 관념으로 만들고, 나아가 '우리'라는 덧없고 허망한 관념으로 어리석어지고, 사악해져 덧없고 허망한 울타리와 피라미드를 만들어 생과 사의 괴로움의 수레바퀴에서 벗어나지 못하고 돌고 돈다.

즐거움, 두려움, 욕망, 슬픔, 만족, 괴로움은 모두 찰나에 뒤집어 쓴 육신과 운명, 집에 세뇌 되고, 길들여져 갇혀서 생기는 덧없는 것.

사람들은 가끔 긴 장마에 해를 구경하듯이 찰나에 뒤집어쓴 육신과 운명 속에서 언뜻언뜻 스스로를 느끼곤 한다.

모든 집(세포, 육신, 국가, 민족, 지구, 우주, 관념, 상, 틀, 운명 등등)을 뚫고 흐르는 참된 이치, 참된 생명, 하나의 생명, 영원한 생명이 그대의 본 모습임을 알아야 하고, 되찾아야 하고, 누려야 한다.

2. 찾아야 할 스스로 🌿

북극성을 보고 길을 찾듯이 어느 집에도 갇히지 않은 참된 이치를 찾아, 참된 생명을 찾아, 영원한 생명을 찾아 가는 길이 스스로를 찾아 가는 길이다.

스스로에 눈뜨고 일체에 눈떠, 모든 생명의 하나 됨을 알아, 일체를 사랑하고, 배려하고, 놓아주어서 함께하는 삶을 찾아가야 한다.

어느 집에도 갇히지 않은 참된 이치에 눈떠, 스스로가 참된 이치로 돌아가 절대평등, 절대자유, 절대평안에 눈떠, 절대행복으로 벗어나 영원히 존재해야 한다.

생사의 그물도, 잔인한 피라미드도, 모진 수레바퀴도, 참된 이치에 눈떠 모든 것으로부터 벗어난 그대를 가두지 못하리니 그물이 바람을 가두랴! 화살이 허공을 지나가네!

어느 것에도 갇히지 않은 참된 이치, 참된 생명에 눈뜬 이는 모진 육신과 운명 속에서도, 발길 가벼운 나그네 길을 가리니 참된 이치와 하나 되어 찰나를 벗어나고 있음을 아네.

육신의 감각에 압도당하고, 세상의 세뇌에 가려진 스스로를 찾아 스스로에 눈떠, 스스로가 되어, 스스로를 누려, 스스로 구원하라!

3. 육신과 운명의 스스로 🌾

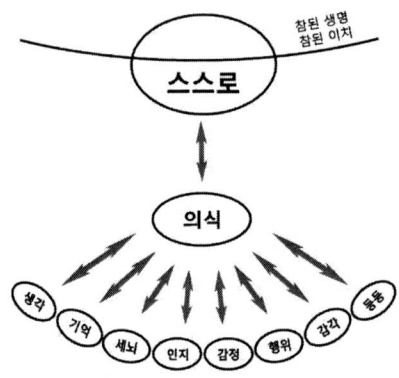

스스로는 의식의 뿌리요, 의식의 토대요, 모든 의식의 위에 있는 것이요, 의식 이전에 있는 것이다. 살다 보면 가끔 긴 장마에 해를 보듯이 스스로에 대해 느낄 때가 있다. 그때 스스로를 본다.

뇌 안의 의식은 일종의 작업대와 같다. 여기저기 내용물과 도구를 담은 박스로 가득 찬 공방에 작업할 수 있는 작업대처럼 존재하는 것이 의식이다.

숫자를 암기할 때 사람이 인식할 수 있는 숫자는 보통 7, 8개 정도다. 그래서 전화번호도 7, 8개의 숫자로 이루어져 있다. 이렇게 사람이 인식할 수 있는 범위가 작업대(의식)의 범위다.

잡념이나 우울증 환자의 반추는 의도하지 않은 내용물들이 작업대에 올라와 어지럽히는 것과 같다. 명상을 통해서 작업대를 깨끗이 비우거나, 작업대를 한 가지 일에만 쓸 수 있게 해야 작업대도 편하고, 작업도 원활하게, 능률적으로 쓸 수 있다.

그렇게 할 수 있는 힘을 배양하고, 기술을 배워야 하는데 그러기 위해선 우선 스스로에 눈떠야 한다. 스스로를 찾아야 스스로가 객체의 노예에서 주인 된 자리로 돌아와 스스로가 다스리며 살 수 있다.

컴퓨터를 사거나 전자제품을 사면 사용법을 배우려고 하면서 왜 스스로의 사용법과 뇌의 사용법을 배우려고 하지 않는가.

육신의 감각으로 압도된 의식, 세상의 세뇌로 채워진 의식, 세뇌된 욕망으로 채워진 의식, 물질에 압도당한 의식, 이렇게 작업대는 저절로 더럽혀진다. 그래서 스스로는 약해지고, 가려지고, 힘을 잃어서 마음을 마음대로 하지 못하고, 감정과 감각, 욕망의 노예가 되어 스스로가 스스로를 힘들게 하는 삶을 살아간다. 명상을 통해서 이제부터는 스스로를 알고, 스스로가 통제하여, 스스로의 삶을 산다.

명상을 통해 스스로를 찾아, 스스로를 살려, 스스로가 의식을 살피고 알아차려서 스스로 통제하며, 나아가 공방 안에 쌓인 세뇌된 내용물과 도구를 파악하여 바로 알고, 버릴 것은 버리고 정리할 것은 정리하고, 쓸 것은 쓰고, 벗어날 것은 벗어나 힘겨운 육신과 운명의 삶으로부터 가벼움과 평안을 찾아간다.

사람의 뇌는 육신으로부터 배운 세뇌와 부모로부터 배운 세뇌와, 세상으로부터 배운 세뇌와, 자연으로부터 배운 세뇌로 가득 차 있고, 그것들의 욕망으로 살고 있다.

슬픔, 기쁨, 만족, 분노, 비교, 외로움, 행복감, 두려움…… 모두 세뇌된 결과물들에 의해서 파생된 덧없는 것. 명상을 통해서 그러한 것들의 실체를 알고, 그것들의 덧없음과 허망함을 깨닫고, 구름에 해 가듯 그것들로부터 벗어나 자유롭고, 흔들림 없는 평안한 삶을 살 수 있다.

찰나의 육신과 운명을 뒤집어쓴 생명은 육신과 운명에 세뇌되어, 세뇌된 욕망대로 사는데 육신의 자기 복제 욕망, 뇌의 복제 욕망 속에 살다 그 짐이 무겁고 힘겨워 괴로워하다가 허망하게 살다 간다.

그대의 이름이 무엇인가. 만약 홍길동이라고 하면 그대의 이름은 홍 씨 집안에 태어나서 갖게 된 것이다. 만약 그대가 김 씨 집안에 태어났다면 김00일 것이다. 이처럼 지금 그대의 이름은 그대 스스로가 아니다. 그대의 육신과 운명, 그대를 둘러싼 모든 관계들, 집 등등 이 모두가 그대 스스로가 아니다. 다만 찰나 동안 뒤집어쓴 육신과 운명의 껍데기 중의 하나들일 뿐이다. 때가 되면 벗겨져 없어질 껍데기들 그리고 때가 되면 또다시 또 다른 껍데기를 찰나 동안 뒤집어쓴다.

4. 뇌와 스스로 🌿

삶이라는 것도 결국 뇌의 활동이다. 그 사람의 삶을 통해서 기억된 세뇌된 내용물에 따라 형성된 관념으로 판단하고, 결정하고, 행동하기 때문이다.

내가 다른 사람과 다르다는 것도 나의 머릿속에 저장된 기억이 다르다고 볼 수 있다. 우린 가끔 TV에서 주인공이 죽었다가 환생하는 스토리의 드라마를 보곤 한다. 거기에서 주인공의 부모는 주인공이 자식인지 아닌지를 부모와 자식만이 아는 추억을 기억하고 있는지를 확인한다. 결국 내가 다른 사람과 다르다는 것은 추억, 즉 뇌에 기억된 것이 다르기 때문이다.

사람의 몸은 일종에 고성능 카메라와 같다. 우리가 흔히 알고 있는 고성능 카메라보다 훨씬 뛰어난 점은 영상과 소리는 물론 맛, 냄새, 느낌, 생각까지 담을 수 있다는 점이다. 그리고 엄청난 기억장치가 내제되어 있다. 뇌에 이 모든 정보가 기억되고, 뇌로 이 모든 정보를 조작한다.

세상은 자본에 의해서, 자본의 욕망에 따라 움직이듯이, 뇌는 도파민이라는 쾌락물질의 보상에 따라 움직이고 만족한다. 도파민의 적절한 보상이 균형을 잃으면 육신과 정신적인 고통, 그리고 삶을 망가트린다. 이처럼 육신의 삶이라는 것이 참으로 단순한 것이다.

뇌는 의식이라는 작업대를 가운데 둔 공방과 같다. 공방 안에는 여러 가지 도구와 내용물들이 쌓여 있다. 의식은 그것들을 가져다가 작업하거나, 인식하는 곳이다. 또한 공방 밖에 있는 내용물들도 인식하거나, 가져다가 작업하거나, 공방 안에 쌓아 둔다.

뇌는 스스로가 머무를 영원한 집이 아니다. 찰나에 뒤집어쓴 육신과 운명 같은 덧없는 집이 뇌다. 참된 이치를 뇌 안에 가두지 말고 참된 이치와 하나 되어 뇌 안에서의 갇힌 삶이 아니라 참된 이치로 벗어나는 스스로의 삶을 살아라.

（10분）
영혼 운동법

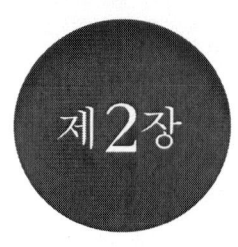

제2장

명상이란 무엇인가

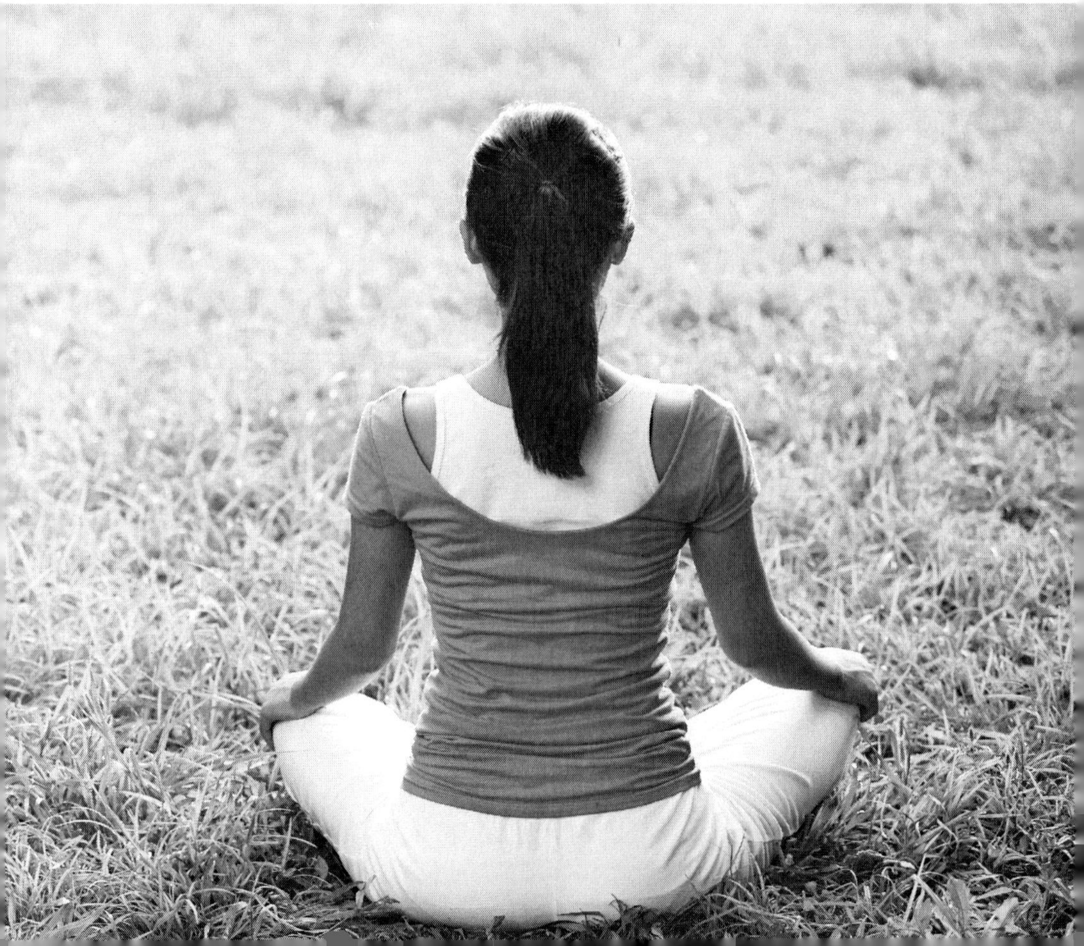

1. 인간의 괴로움 🌿

§ 인간의 괴로움

생명은 찰나에 껍데기(육신과 운명)를 뒤집어쓰는 순간부터 괴로움을 안고 산다. 껍데기가 영원한 제 집인 양 그것을 잃을까 봐, 그것이 상할까 봐, 괴로워하고, 또 그것을 다른 이와 비교하면서 괴로워한다.

생명의 욕망은 살면서 껍데기에 세뇌된 결과물이다. 그래서 살아온 환경에 따라 욕망도 각각 다르다. 부린 욕망은 반드시 짐이 되어 돌아오는데 많이 부리면 많이 돌아오고, 적게 부리면 적게 돌아오는 것이 대자연의 이치다.

껍데기만을 추구하는 요즘 세상은 점점 많은 욕망을 부추기고 있다. 자본으로 삶과 정신을 빨아들이는 자본가들의 상술로 사람들은 물질의 풍요 속에서도 욕망으로 가득 찬 마음에 점점 각박해지고 피폐해져 가고 있다.

가난에 대해서 생각해 본 적 있는가? 얼마 전까지 내 차는 18년 된 오래된 소형차였다. 내 딸들은 오래된 똥차라고 하면서 그 차에 타려고 하지 않았다. 억지로 차에 태워 딸들의 학교 앞을 지나칠 때면 아이들은 차창 밑으로 고개를 숙여 숨곤 했다. 딸들은 오래된 소형차를 가진 우리 가족을 가난하다고 종종 말하곤 했다.

만약 세상에 차라는 것이 없다면 어땠을까. 적어도 차 때문에, 차를 비교하면서 가난을 느끼는 마음도 없었을 것이다. 세상엔 점점 많은 종류, 많은 가지의 상품이 나왔고 앞으로도 많은 상품이 나올 것이다. 그럴수록 스스로를 알지 못하고, 다스리지 못하는 사람들은 자본가들의 노예가 되어, 제품의 노예가 되어 가난을 느끼지 않기 위해 밤낮없이 돈을 벌어야 하고 그렇게 살다가 한평생을 보낼 것이다.

필자가 어릴 적 모든 것이 귀하던 시절에 아버지께서 귤을 사 온 적이 있다. 종이봉투에 10개의 귤이 들었는데 우린 4형제였다. 제일 큰 필자가 더 먹어야겠다고 하고 막내는 똑같이 나누자고 하여 싸움이 일어났다. 그것을 본 아버지는 돌아서서 방에서 나가면서 이렇게 말씀하셨다. "내가 괜히 귤을 사 왔어, 귤을 사 오지 않았으면 저것들이 싸울 일이 없었을 텐데……."

그 순간 나와 형제들은 소름이 돋았다. 잠시 움직임이 없이 멍했다. 아버지가 귤을 사 오시기 전엔 나와 형제들은 재미있고 정겹게 놀고 있었는데 귤이 생기자 욕심이 생기고 욕심을 채우기 위해 형제를 적으로 대했다. 어쩌면 평생을 살면서 깨달아야 할 것을 한순간에 느끼는 것 같았다. 잠시 후 우린 똑같이 두 개 반씩 나누어 먹고 전처럼 재미있고 정겹게 놀았던 적이 있다.

생명은 찰나 동안 뒤집어쓴 육신과 운명을 '나'라는 덧없고 허망한 껍데기로 포장하여 그것을 위해 어리석고 사악해지며, 그것을 위해 욕망으로 악을 지으며 살다 간다. 어리석고 사악한 욕망들이 모이면 서로가 서로를 속박하는 피라미드가 되고, 울타리가 되어 생명들을 가두고, 그것들이 시공 속에서 이어지면 크고 잔인한 수레바퀴가 되어 생명들을 괴로움의 늪에 빠트린다.

삶이 무상하여 괴로운 것이 아니라 무상한 것에 집착하여 삶이 괴로운 것이다. (이순세의 시에서)

§ 현대인의 마음의 병

과거에 사람들은 자연에 따라 움직였다. 해가 뜨면 일하고, 해가 지면 쉬었다. 봄부터 가을까지 열심히 일을 하고 겨울이면 쉬었다. 지금은 밤낮없이 일을 하고 겨울에도 일을 한다. 그렇게 해서 번 돈으로 상품을 산다. 과거에 사람들은 0에서부터 시작하는 삶을 살았다면 지금의 사람들은 일하지 않으면 큰 마이너스가 된다. 휴대전화 비용, 차 유지비, 많은 전자제품 값, 난방비, 많은 아이들 옷값, 많은 아이들 사교육비, 많은 생활용품 비용, 각종 공과금……. 그렇게 정신없이 일해서 모은 돈은 결국 대자본가들의 통장에 숫자로 쌓여 간다.

과거에는 한 가지 기술만 있어도 먹고사는 데 지장이 없었다. 차를 운전하는 사람, 컴퓨터 할 줄 아는 사람……. 지금은 차를 운전하는 것은 기본이고 컴퓨터를 하는 것도 기본이다. 이렇게 많은 일과 많은 것을 할 줄 알아야 하고 또 해야만 한다.

농경사회나 유목사회가 그렇듯 과거에는 경쟁 구조가 많지 않았다. 지금은 대기업, 중소기업, 소상공인, 자영업 등 매우 많은 조직이 생겼다. 조직은 살아남기 위해 매일매일 전쟁 같은 일상을 보내고, 그 안에 있는 사람들은 조직의 한 부품처럼 대접받고 있어 조직 내에서 사람들이 받는 정신적 고통은 점점 커 가고 있다. 조직이 대부분 그렇듯이 울타리에는 피라미드(계급)가 있어 계급에 따른 구조로 평등한 생명으로서 느끼는 고통이 크다.

필자가 어릴 적에는 또래의 아이들과 직접 접촉하며 놀면서 인격이 형성되고 사회화가 되었다. 그런데 요즘 아이들을 보면 대부분 고립되어 인격이 형성되고, 커 간다. 학교에선 내신 성적과 경쟁의 부추김, 사교육에 내몰리고, TV, 인터넷, 게임에 빠진 아이들은 그렇게 고립되어 가며 사회화가 되어 간다. 필자가 요즘 새내기 직장인들로부터 제일 많이 받는 상담은 직장에서 업무적인 스트레스보다, 대인관계에서 받는 스트레스가 직장 생활을 유지할 수 없을 만큼 엄청나게 크다는 것이다.

상품의 종류가 별로 없던 옛날엔 서로 가진 것을 비교할 것도, 욕심을 부릴 것도 많지 않았다. 상품의 종류가 넘쳐나는 요즘은 비교할 것도 욕심을 부릴 것도 점점 늘어 가고 있다. 그래서 더 좋은 것을 갖지 못한 마음에, 더 많은 것을 갖지 못한 마음에 우울하다. 그리고 욕심을 부리면, 부린 욕심에 대한 짐이 돌아오는데 그것을 짊어지고 가는 삶이 힘겹고, 만만치 않아 우울하다. 그래서 현대인은 마음의 병 우울증을 안고 살아간다.

소유할 것도 많고 비교할 것도 많은 요즘 세상이다. 그래서 사람들의 마음은 점점 각박해져 가고 있다.

§ 현대는 중독의 시대

중독이란 자신이 이용하는 객체에 빠져서 자신의 뜻대로 그 객체를 다스리지 못하고, 그것에 노예처럼 질질 끌려 다녀 소중한 자신의 삶을 낭비하는 것을 말한다. 즉 자신의 뜻대로 그것을 컨트롤하여 벗어날 수 있는가가 중독이냐 아니냐의 판단 기준이다.

필자는 6년 전에 알코올중독에 빠진 적이 있었다. 자본의 상술에 의해 술 중독이 아무렇지 않은 것처럼 포장되어 있는 문화가 세상에 팽배해져 있다. 필자는 저녁이라는 시간이 따로 없었다. 저녁에는 항상 술을 마시고 있었으니까. 가정에선 식구들과 주민등록상에만 남편이요, 아버지였을 뿐 남남과 다를 바 없었다. 그런데 어느 순간 내가 술에 중독되어 소중한 나의 생을 낭비하는 것을 알게 되었다. 거의 매일 저녁을 술자리에 참석했으니까. 그래서 술을 끊게 되었고 술을 끊으면서 나의 삶도 확 바뀌게 되었다. 저녁이라는 시간이 새로 주어진 것이다.

저녁 7시부터 밤 1시까지 지금껏 누리지 못했던 시간이 주어졌다. 처음엔 그 시간을 어떻게 쓸 줄 몰라 당황했다. 하지만 그 당황도 오래가지 않았다. 언제부턴가 나는 나의 시간을 내가 원하는 대로 쓰지 못하고 세상에 휩쓸려 허무하게 보냈다. 그래서 이젠 내가 진정 원하는 삶을 살기로 했다. 저녁에 일을 마치면, 직장 근처에 있는 스피치 학원에 가서 열심히 스피치를 연마했고, 시 동호회에서 시를 배우고 연마했다. 때때로 시민운동에 참여하여 이 땅의 민주화에 아주 미력하나마 보탬이 되도록 하였다.

지금은 전문 강사가 되어 강의를 하고 있으며, 많은 시 창작 활동도 하고 있다. 얼마 전 출간한 첫 시집 『꽃은 꽃 그대는 그대』는 앞으로 출간할 나의 많은 시집 중 하나가 될 것이다. 가정에서는 부부 싸움이 많이 줄고 아내와 아이들과의 많은 대화, 깊은 대화로 가정이 많이 밝아졌다. 지금은 아이들의 친구들이 누구누구인지, 아이의 꿈이 무엇인지, 관심사가 무엇인지 알게 되었다. 아내에게도 마찬가지다.

그 후에 필자는 우리 집에서 일어나는 일상을 살피고 식구들이 중독된 것이 없는가를 살폈다. 결국 상당히 많은 부분에 중독되어 있음을 알게 되었다. 첫째로 TV와 인터넷이다. 필자가 모처럼 일찍 들어오는 날엔 아이들이 TV를 보고 있었다. TV에 한참 빠져 있는 아이들은 퇴근하는 아버지에게 주는 눈길조차도 아까워하는 것 같았고 나도 저녁을 먹으면 아이들 옆에서 TV 삼매경에 빠졌다.

프로야구를 좋아했던 나는 아이들과 리모컨 쟁탈전을 벌였고, 가끔 아내와도 리모컨을 갖고 다툼을 하였다. 응원하는 야구팀이 이긴다고 나에게 하등에 이익도 없는데(지면 기분만 더럽다), 드라마 본다고 그리 이익도 없는데 말이다. 내가 스포츠, 드라마, 오락 프로 등등 TV 시청으로 멍청하게 흘려보낸 시간을 계산해 보고 깜짝 놀랐다. 일생 동안 정말 어마어마한 시간을 그렇게 낭비하면서, 시간 도둑에게 빼앗기면서 살았다.

그리고 TV가 식구들의 깊은 대화와 정을 빼앗아 간다는 것도 알게 되었다. 저녁 황금 시간에 주로 TV를 보는데, TV를 시청할 때는 대화가 없다. 온통 관심은 TV 안에 갇혔으니까. 어쩌다 나누는 식구들 간의 대화도 서로 얼굴을 보면서 하는 것이 아니라 TV를 보면서 한다. 그나마 너무 말을 많이 하면 TV에 집중을 못한다고 싫어한다.

필자는 며칠을 생각한 후 어느 일요일 저녁에 아이들 외식을 시켜 주고 식구들이 기분이 좋을 때 아내와 두 딸에게 내가 느낀 것을 말했더니 아내와 두 딸은 나의 말에 공감했다. 그래서 나는 두 가지 제안을 식구들에게 했다. 우리 집 헌법 제1조, TV는 주말에만 볼 것. 우리 집 헌법 제2조, 인터넷은 주말에만 2시간씩 하되 평일에 숙제 때문에 할 경우는 아버지가 사준 노트(컴퓨터 책상에 비치한)에 시간, 사용 목적 등을 적는다. 이것이 나의 제안이었고 식구들은 흔쾌히 받아들였다.

이렇게 며칠이 지나자 식구들에게 금단 현상이 나타났다. 다시 옛날로 돌아가면 안 되겠느냐고 나에게 떼를 썼다. 사실 나도 무척 힘들었다. TV를 주중에 안 본다는 사실보다 프로스포츠를 접할 수 없는 것이 힘들었다. 어쩌면 난 프로스포츠에 깊이 중독되어 있었는지 모른다. 아무튼 이렇게 저렇게 해서 이제 5년 가까이 우리 집 헌법을 나와 식구들은 잘 지키고 있다. 물론 식구들은 자신의 삶을 잘 찾아서, 문명의 이기들을 잘 컨트롤하면서 자신이 원하는 대로 자신의 시간을 쓰면서 살고 있다.

이젠 멍청히 TV 앞에서 소중한 인생을 낭비하는 일은 없다. 아이들은 저녁에 자신의 미래를 위해 공부하고, 책도 읽고, 신문도 본다. 그리고 식구들은 많은 대화로 서로의 정을 쌓아 간다.

논술 학원에 가본 적이 없는 둘째 딸이 얼마 전에 논술을 시험을 잘 봤다고 자랑한다(경기도에서 2등을 했다고). 그것은 아마도 아이와 나눈 많은 열린 대화가 도움이 된 것 같다.

만약 여러분이 한 권의 책조차 읽을 시간이 없다면, 식구들과 편안하게 앉아서 얼굴을 보며 이야기할 시간이 없다면, 삶이 원하는 대로 되지 않고 무언가에 질질 끌려가는 것 같다면 여러분은 무엇에 중독되어 있어 소중한 인생을 낭비하고 있는지를 살펴보아야 한다. 그래서 정작 소중한 무언가를 위해서 무언가 하려고 하면 시간이 없다는 것을 알아야 한다. 그래서 그것들로부터 벗어나 다스려서 스스로를 위한, 스스로에 의한, 스스로의 삶을 살아야 한다.

2. 명상이란?

흔히들 '명상' 하면 눈을 감고 멍청하게 앉아 있는 것만을 생각하는데 그것은 겉으로 보기에 아무것도 하지 않는 것처럼 보이기 때문이다. 하지만 참된 명상을 해 보면 안에서는 엄청난 시도와 노력, 변화가 이루어짐을 알 수 있을 것이다. 호흡부터 시작하여 해탈에 이르기까지 온몸과 온 뇌와 온 스스로가 집중하면서 이제까지 경험하지 못한 참된 세계, 참된 이치, 참된 생명으로 영원히 걸어가는 여정이 될 것이다.
'명상' 하면 좋은 음악을 들으며, 경치 좋은 곳에서 가부좌를 틀고 하는 것을 생각하는데 어느 정도 경지에 올라가면 좋은 음악, 좋은 경치는 무의미함을 알게 되고 별 도움도 되지 않는다는 것도 알게 된다.
명상은 크게 네 가지 부류로 접근한다.
첫째는 삼매다.
삼매는 작업대(의식)를 다 비우는 무념무상의 삼매가 있고, 작업대(의식)를 하나로만 채우는 집중의 삼매가 있다. 무념무상의 삼매 중에 만트라로 작업대를 꽉 채우다가 만트라마저 버려서 작업대를 깨끗이 비우는 삼매가 있는데 가볍고, 평온하기가 이루 말할 수 없을 정도다. 보통 만트라로 쓰이는 도구는 호흡, 주문, 행위, 집중, 사유 등등이다.

두 번째는 알아차림이다.

의식을 알아차리고, 의식에 있는 내용물을 알아차리고, 의식 안에서의 움직임을 알아차리고, 뇌에 있는 내용물들을 알아차리고, 행위를 알아차리고, 뇌 밖에 있는 것들을 알아차리는 것이다.

스스로를 알아차리고, 스스로의 의도를 알아차리고, 의식을 알아차리고, 행위를 알아차리고, 스스로를 둘러싼 세뇌의 결과물들(기억, 감정, 인식의 틀, 관념, 마음, 가치관, 관념 등등)을 알아차리고, 자신 외의 것들(밖의 사물이나 자신 외에 모든 것)에 대해서 알아차리는 것이다.

세 번째는 눈뜸이다(깨달음).

삼매로 상과 틀을 깨고, 알아차림으로 등불을 삼아 가다 보면 어느 것에도 갇히지 않은 참된 이치에 눈을 뜨게 된다. 절대평등, 절대자유, 절대평안의 참된 이치에 눈떠 참된 생명이 되어 절대행복으로 영원히 벗어나는 길을 스스로 찾아간다.

네 번째는 다스림이다.

스스로 정진한 알아차림과 삼매로 예리해진 살핌과 힘으로, 스스로 다스리고, 스스로 벗어나 참된 이치, 참된 생명으로 영원히 걸어가는 여정이 되어야 한다.

참된 이치에 눈떠, 참된 생명이 되어 절대평등, 절대자유, 절대평안으로 벗어나 절대행복에 이르기 위해선 끊임없는 다스림의 수행이 있을 것이다. 생명이 어떠한 껍데기(육신과 운명)를 뒤집어쓰고 있을지라도 그 길은 계속되어야 하며, 참된 이치는 어떠한 껍데기, 상과 틀, 육신을 입고 벗고를 넘어서 항상 평등하게 다가오나니 스스로를 살펴 벗어나라!

3. 명상에 임하는 자세 🌿

§ 명상 장소

명상 장소는 어느 정도 경지에 오르면 어느 곳이든 상관없다. 낭떠러지에서 떨어지는 그 순간에도 멈추지 않는 것이 명상이요, 아귀다툼의 지옥에서도 하는 것이 명상이다. 어느 정도 경지에 오른 수행자는 장소가 의미 없음을 안다. 하지만 입문자들은 집중을 위해서 조용하고 한적하며 스스로를 살피는 데 방해받지 않는 곳이 좋다.

§ 명상 시간

명상의 때는 어느 정도 경지에 오르면 어느 때이든 상관없다. 밥을 먹으면서도 하는 것이 명상이요, 일을 하면서도 하는 것이 명상이다. 어느 정도 경지에 오른 수행자는 명상의 때가 의미 없음을 안다. 하지만 입문자들은 집중을 위해서 조용하고 한적하며 스스로를 살피는데 방해받지 않는 때가 좋다. 명상의 시간은 어느 정도 경지에 오른 수행자는 시간이 의미 없음을 안다. 평생 동안, 모든 순간에 하는 것이 명상이기 때문이다. 하지만 입문자들은 집중을 위해서 10분 정도 하는 것이 좋고 명상의 단계를 높여가며 평생 모든 순간 하게 될 것이다.

§ 명상 용어

하나로 - '하나로'라는 것은 의식(작업대)을 하나로 채우는 것. 또는 하나로 비우는 것이다. '하나로'의 도구는 만트라, 호흡, 주의 집중, 행위, 사유, 무념무상 등등이 있는데 필자가 만든 말이다. 무념무상도 빈 공간, 즉 빈 공간 하나로 된 것이다.

만트라 - 통상적으로 주문을 말한다. 어떤 의미를 담은 것도 있고, 의미가 없는 말을 만들어 사용하기도 한다. 만트라의 역할은 의식(작업대)을 하나로 채우는 도구 중 하나다. 예를 들면 명상할 때 잡념이 생기면 만트라인 주문을 되뇌어 작업대의 잡념을 닦아내는 걸레 역할이나, 작업대 위에 올라온 잡념을 작업대 아래로 밀어 버려 작업대를 하나로 깨끗이 하는 역할을 한다.

필자가 하는 주문은 '자연으로' 또는 '참된 이치' 또는 '무념무상' 등등이다. 주문 외에 의식을 하나로 채워 의식을 단순화시키는 호흡, 행위, 사유 등도 만트라와 같은 역할을 한다.

작업대 - 의식을 말하는데, 뇌를 하나의 공방으로 보면, 기억, 감정, 가치관, 동기부여, 인지, 행위, 관념 등등을 담은 여러 개의 박스가 있는 큰 공방 안에 그것들을 사용하고, 알 수 있게 하는 작업대 역할을 한다.

스스로 - 의식의 뿌리이며 최상위 의식을 말한다. 스스로는 몸, 뇌(정신, 마음, 감정, 생각)를 말하는 것이 아니다. 어느 것에도 갇히지 않은 참된 이치, 참된 생명, 하나의 생명, 영원한 생명을 말하며, 그것이 몸과 뇌를 통해서 행위로 나타나기도 한다. 찰나 동안 뒤집어쓴 육신과 운명의 껍데기에 세뇌되고 길들여지고 갇혀서 어리석고 사악해져 '나'라는 껍데기가 영원한 제 집인 양 어리석음과 사악함의 수레바퀴 속에서 헤매고 나오지 못하는 생명이 대부분이다.

명상을 통해서 스스로를 찾고, 스스로와 일체를 알고, 참된 생명, 평등한 생명, 하나의 생명, 영원한 생명을 알고, 하나 되어, 누리게 된다.

명상을 하면서 의식, 감정, 생각, 행위, 세뇌된 기억, 세뇌된 가치관, 세뇌된 욕망, 이름, 몸 등등은 결국 참된 나가 아니요. 참된 생명이 아님을 알게 되고 찰나에 뒤집어쓴 껍데기임을 알게 된다.

명상을 통해서 의식, 감정, 생각, 행위, 세뇌된 기억, 세뇌된 가치관, 세뇌된 욕망, 이름, 몸 등등을 제대로 알아차리고 다스리는 스스로를 찾고, 스스로의 힘을 길러 참된 생명의 절대평안으로 벗어난다.

알아차림 - 최상위인 스스로가 작업대와 공방을 살피고, 공방 밖을 살펴서 알아차리는 것 을 말한다. 즉 의식, 마음, 행위, 감정, 인지 틀, 뇌의 활동, 등등 자신과 자신 밖의 모든 것에 대한 주의 집중으로 살펴서 알아차리는 것을 말한다.

의식 - 각성처럼 살아 있고, 작업대처럼 범위가 있고, 손전등처럼 비추는 역할을 한다.

의식이 죽으면 인식하지 못하고, 의식이 왜곡되면 의도대로 하지 못한다. 손전등 불빛이 약하면 비춤이 약하고, 불빛이 통과하는 손전등 앞 유리에 때가 묻으면 비춤이 흐려지는 것과 같다.

때론 의식을 비우고, 때론 의식을 하나로 하고, 때론 의식을 알아차려서 의식이 약해지거나, 의식이 오염되지 않도록 해야 한다.

집 - 모든 육신, 뇌, 마음, 운명, 나, 우리, 국가, 민족, 종교, 지구, 우주, 관념, 가치관, 이념, 울타리, 피라미드 등등 껍데기(물질, 에너지 등)와 껍데기로 인한 모든 덧없고 허망한 것(감옥).

세뇌 - 스스로는 태어나면 처음엔 몸을 쓰면서 몸으로부터의 정보가 뇌에 쌓이면서 기억되고 커 가면서 가정과 사회(족벌, 학교, 단체, 국가, 민족, 종교, 지배 체제, 이념, 울타리, 피라미드, 관습, 법 등등)의 흐름이 쌓여 기억된다. 이것들은 인지의 틀과 욕망을 형성한다.

지금껏 피라미드 1%의 지배자들이 99%의 구성원을 굴복시키고 지배할 수 있었던 것은 바로 이 세뇌를 통해서다. 옛날에 서양에선 무당(제사장)들이 거짓과 망상으로 만든 신으로 세뇌시키고 겁을 주고, 자신들은 신의 대리인으로 자칭하며 민중을 종으로 전락시켜 민중의 머리를 짓밟고 올라 부와 삶, 얼을 착취하며 지배했고, 동양에선 무당들 이후에 공자와 맹자, 손자 같은 울타리와 피라미드의 주구들이 만든 논리로 세뇌시켜 민중의 머리를 짓밟고 올라 부와 삶, 얼을 착취하며 지배했다.

지금도 지배자들은 안으로는 착취와 복종, 밖으로는 전쟁에 내몰기 위해 울타리와 피라미드에 민중을 가두고 이용하고 있다. 그리고 어리석은 세상의 민초들은 울타리와 피라미드가 영원한 제 집인 양 갇히고 길들여져, 울타리 너머 생명들도 자신들과 똑같은 하나의 생명인 줄 모르고 어리석고 사악해져 가고 있다.

TV, 드라마, CF, 오락, 스포츠, 영화, 책, 신문, 잡지, 대화, 대인관계 등 이것들은 일상에서 스스로를 알게 모르게 세뇌시키고 인지의 틀과 욕망을 형성한다. 사람들은 그렇게 형성된 틀과 욕망을 갖고 살아간다. 세뇌가 무조건 나쁜 것은 아니다. 하지만 잘못된 세뇌로 스스로를 잃어버리거나, 스스로를 잃어버리게 하거나, 욕망을 좇아 스스로와 다른 이를 해치거나, 남을 차별하거나, 생명을 생명으로 대하지 않거나, 물질로 다른 이를 평가하거나, 육신과 운명으로 다른 이를 평가하거나, 다른 이를 자신의 욕망의 도구로 삼는 등 참된 이치와 참된 생명에서 멀어지게 만드는 세뇌들이 세상에 너무나 많이 퍼져서 생명들을 세뇌시키고 있는 것이 문제다.

자본가들은 민초의 부를 빨아들이기 위해 앞에서 나열한 세뇌의 도구들로 세뇌시켜 민초들의 욕망을 부추기고 있고 거기에 세뇌된 민초들은 자본가들이 파는 상품을 구입하고 대금을 갚기 위해 밤낮없이 일을 하고 힘겹게 살다 간다. 지금 한번 여러분의 집 안을 살펴보라. 얼마나 많은 상품들이 있는가(차도 포함).

　명상을 통해서 스스로를 찾고, 스스로에게 가장 소중한 것이 무엇인지를 알고, 스스로를 둘러싼 객체들에게 빼앗겼던 스스로의 주인 된 자리를 다시 찾아와야 한다.

　일체 - 스스로가 포함된 모든 것이다. 시간과 공간, 생과 사, 유와 무, 우주와 우주 아닌 것, 생명과 생명 아닌 것. 집과 집이 아닌 것 등등이 포함된 모든 것이다.

　참된 이치 - 흔히 진리라고 말하는 것이다. 모든 집을 뚫고 흐르는, 어느 것에도 갇히지 않은 영원한 것을 말한다. 집에 갇힌 것은 참된 이치가 아니다. 예를 들면 미국 서부 개척 시대에 인디안 입장에서 보면 자신들을 무참히 살육하는 백인 기마병은 악마, 자신들을 보호해 주는 인디언 전사는 천사처럼 본다. 백인 서부 개척민의 입장에서 보면 자신들을 무참히 살육하는 인디언 전사는 악마, 자신들을 보호해 주는 백인 기마병은 천사처럼 본다. 이것은 그들의 집에 갇힌 그들만의 진리다. 이처럼 집에 갇힌 것은 참된 이치가 아니다. 참된 이치는 어느 것에도 갇히지 않은 모든 집을 뚫고 흐르는 영원한 이치, 영원한 생명의 이치다. 집에 갇힌 이치는 상대적이며 덧없다. 하지만 참된 이치는 상대적 평등, 상대적 자유, 상대적 평안처럼 어떤 객체나, 대상, 집에 갇혀서 느끼고 누리는 것이 아니라 그것과 상관없는 영원한 참된 생명, 하나의 생명으로 느끼고 누리게 된다. 그래서 참된 이치에 눈뜬 이는 육신의 유무, 운명의 귀천에 집착하지 않는다.

울타리 - 어리석고 사악한 자들이 찰나 동안 뒤집어쓴 육체와 운명에 세뇌되고 갇혀서 자신들의 사악한 욕망을 채우기 위해 생명들을 꼬드겨 경계를 만드는데 이것이 울타리다. 또 그 울타리 안에 자신과 자신들을 위한 피라미드를 만든다. 지배자들은 안으로는 착취와 복종, 밖으로는 전쟁에 내몰기 위해 울타리와 피라미드에 민중을 가두고 이용하고 있다. 그리고 어리석은 세상의 민초들은 울타리와 피라미드가 영원한 제 집인 양 갇히고 길들여져, 울타리 너머 생명들도 자신들과 똑같은 하나의 생명인 줄 모르고 어리석고 사악해져 가고 있다.

피라미드 - 울타리의 지배자들을 위해서 만든 신분제나 계급, 차별, 지배 체제, 착취 체제를 말한다. 옛날에 서양에선 무당(제사장)들 자신들이 거짓과 망상으로 만든 신으로 세뇌시키고 겁을 주고, 자신들은 신의 대리인으로 자칭하며 민중을 종으로 전락시켜 민중의 머리를 짓밟고 올라 부와 삶, 얼을 착취하며 지배했고, 동양에선 무당들 이후에 공자와 맹자, 손자 같은 울타리와 피라미드의 주구들이 만든 논리로 세뇌시켜 민중의 머리를 짓밟고 올라 부와 삶, 얼을 착취하며 지배했다. 지금도 지배자들은 안으로는 착취와 복종, 밖으로는 전쟁에 내몰기 위해 울타리와 피라미드에 민중을 가두고 이용하고 있다. 그리고 어리석은 세상의 민초들은 울타리와 피라미드가 영원한 제 집인 양 갇히고 길들여져 울타리 너머 생명들도 자신들과 똑같은 하나의 생명인 줄 모르고 어리석고 사악해져 가고 있다.

수레바퀴 - 일정한 패턴에서 벗어나지 못하고 그 안에서 끊임없이 돌고 도는 것을 말한다.

절대평등 - 생명들이 찰나 동안 뒤집어쓴 육신과 운명은 달라도 껍데기를 벗으면 다 똑같은 생명이다. 생명들이 찰나 동안 뒤집어쓴 육신과 운명 안에 있는 동안에도 그 껍데기 안에 있는 생명은 다 똑같은 생명이다.

절대자유 - 찰나에 뒤집어쓴 육신과 운명, 그것들로 인한 세뇌들, 어리석음, 사악함, 나와 우리라는 관념, 족벌, 관계, 국가, 민족, 허망한 종교, 관념, 모든 집 등등 이 모든 것에 길들여지고 갇혀 사는 사람들은 상대적인 자유만을 누릴 뿐 절대적 자유를 누리지 못한다.

그래서 절대자유에 눈뜨지 못한 대부분의 사람은 '나'와 '우리'라는 관념, 족벌, 관계, 국가, 민족, 허망한 종교, 관념, 모든 집 등등 이 모든 덧없고 허망한 껍데기를 통해서만 자유를 찾으려고만 매달리고, 집착한다. 그래서 돈을 더 벌려고 아등바등하고, 권능을 더 쥐려고 아등바등하고, 남을 이기려고 아등바등하다가 육신을 벗는다. 그러니 그들은 상대적 자유만 느낄 뿐이다. 상대적 자유는 덧없어서 허망하고 괴롭다.

모든 시공, 모든 틀, 모든 상, 모든 집으로부터 벗어난 참된 생명으로서 느끼고 누리는 절대자유는 어떤 대상을 통해서 느끼는 자유나, 어떤 대상 안에서 느끼는 자유나, 어떤 대상으로 누리는 자유가 아니다. 어떤 대상이 있고 없고를 떠난 영원히 변하지 않는 자유다. 그러므로 영원한 절대자유를 누릴 수 있다. 스스로를 보라! 스스로에 눈떠, 스스로를 알아야 절대자유를 누릴 수 있다.

절대평안 - 찰나에 뒤집어쓴 육신과 운명, 그것들로 인한 세뇌들, 어리석음, 사악함, 나와 우리라는 관념, 족벌, 관계, 국가, 민족, 허망한 종교, 관념, 모든 집 등등 이 모든 것에 길들여지고 갇혀 사는 사람들은 상대적인 평안만을 누릴 뿐 절대적 평안을 누리지 못한다.

그래서 절대평안에 눈뜨지 못한 대부분의 사람은 나와 우리라는 관념, 족벌, 관계, 국가, 민족, 허망한 종교, 관념, 모든 집 등등 이 모든 덧없고 허망한 껍데기를 통해서만 평안을 찾으려고만 매달리고, 집착한다. 그래서 돈을 더 벌려고 아등바등하고, 권능을 더 쥐려고 아등바등하고, 남을 이기려고 아등바등하다가 육신을 벗는다. 그러니 그들은 상대적 평안함만 느낄 뿐이다. 상대적 평안은 덧없어서 허망하고 괴롭다.

모든 시공, 모든 틀, 모든 상, 모든 집으로부터 벗어난 참된 생명으로서 느끼고 누리는 절대평안은 어떤 대상을 통해서 느끼는 평안이나, 어떤 대상 안에서 느끼는 평안이나, 어떤 대상으로 누리는 평안이 아니다. 어떤 대상이 있고 없고를 떠난 영원히 변하지 않는 평안이다. 그러므로 영원한 절대평안을 누릴 수 있다. 스스로를 보라! 스스로에 눈떠, 스스로를 알아야 절대평안을 누릴 수 있다.

절대행복 - 찰나에 뒤집어쓴 육신과 운명, 그것들로 인한 세뇌들, 어리석음, 사악함, 나와 우리라는 관념, 족벌, 관계, 국가, 민족, 허망한 종교, 관념, 모든 집 등등 이 모든 것에 길들여지고 갇혀 사는 사람들은 상대적인 행복만을 누릴 뿐 절대적 행복을 누리지 못한다.

그래서 절대행복에 눈뜨지 못한 대부분의 사람은 나와 우리라는 관념, 족벌, 관계, 국가, 민족, 허망한 종교, 관념, 모든 집 등등 이 모든 덧없고 허망한 껍데기를 통해서만 행복을 찾으려고만 매달리고, 집착한다. 그래서 돈을 더 벌려고 아등바등하고, 권능을 더 쥐려고 아등바등하고, 남을 이기려고 아등바등 하다가 육신을 벗는다. 그러니 그들은 상대적 행복만 느낄 뿐이다. 상대적 행복은 덧없어서 허망하고 괴롭다.

모든 시공, 모든 틀, 모든 상, 모든 집으로부터 벗어난 참된 생명으로서 느끼고 누리는 절대행복은 어떤 대상을 통해서 느끼는 행복이나, 어떤 대상 안에서 느끼는 행복이나, 어떤 대상으로 누리는 행복이 아니다. 어떤 대상이 있고 없고를 떠난 영원히 변하지 않는 행복이다. 그러므로 영원한 절대행복을 누릴 수 있다. 스스로를 보라! 스스로에 눈떠, 스스로를 알아야 절대행복을 누릴 수 있다.

하나의 생명 - 껴입은 옷을 하나하나 벗으면 알몸이 나온다. 이처럼 찰나에 뒤집어쓴 육신과 운명을 벗기고 벗겨서 다 벗기면 나중엔 모두가 똑같은 생명이 드러난다. 소나무, 장미, 민들레, 잡초 등등 땅을 덮은 것에 따라 달라 보이지만 맨 밑바닥엔 똑같은 땅이 있다. TV, 전자레인지, 냉장고, 선풍기 등등 모양과 기능은 다르지만 똑같은 전기가 흐른다.

이처럼 생명은 하나로 같은데 찰나에 뒤집어쓴 육신과 운명에 따라 다르게 보일 뿐이다. 모든 집을 뚫고 흐르는 참된 이치, 참된 생명, 영원한 생명이 바로 하나의 생명이다. 찰나에 뒤집어쓴 육신과 운명 그것은 때다 되면 생겼다 사라지는 껍데기일 뿐 하나의 생명이 아니다. 저마다 찰나 동아 뒤집어쓴 육신과 운명은 달라도 하나로 연결된 생명, 그것이 하나의 생명이다.

4. 명상의 기본자세 및 명상에 들어가기 전 자세 🌿

어느 정도 경지에 오른 수행자는 자세가 의미 없음을 안다. 평생, 모든 순간, 모든 자세, 모든 행위가 명상하는 것이기 때문이다. 하지만 입문자를 위해서 기본자세를 몇 가지 말하겠다.

§ 명상을 시작하기 전

간단한 스트레칭이나 체조로 몸을 푼다. 오랫동안 부동자세로 있어야 할 경우도 있으므로 누구나 다 아는 건강체조도 좋고, 자기만의 스트레칭이 있으면 그것으로 적당히 몸을 풀되 과도하게 하지 마라. 과도하게 하면 명상할 때 오히려 몸이 피곤하거나, 명상에 방해가 된다.

§ 바닥에 앉아서 하는 명상 자세

다리는 가부좌, 반가부좌 등등이 있으나 그냥 편안하게 앉으면 되고, 오랫동안 앉아도 불편하지 않은 자세면 된다. 억지로 안 되는 가부좌를 하려고 하지 마라.

필자는 오른쪽 다리 장딴지를 왼쪽 앞발 위에 놓고, 왼쪽 다리 장딴지를 오른쪽 발뒤꿈치에 올려놓는다. 그리고 방석을 반으로 접어 엉덩이에 깔고 앉으면 편안하다.

바닥에 앉았으면 눈을 감는다. 입문자들이 가끔 눈을 떠야 할지 감아야 할지 묻는데 눈을 감는 것이 좋다. 그러나 모든 명상이 눈을 감는 것은 아니다. 행위 명상 등 일상생활에 하는 명상은 눈을 뜨고 한다. 눈을 감는 이유는 무념무상 명상, 사유 명상에 들어갈 경우 길면 몇 시간, 며칠씩(그 이상도 함) 하는 경우가 많다. 그때 모든 잡념과 모든 감각으로부터 벗어나므로 육신의 감각을 느끼지 못한다. 그래서 눈을 뜨고 있으면 눈의 각막이 손상되기 때문이다.

허리는 곧추세우되 편안히 한다. 너무 의식하지 말아야 한다. 너무 의식하면 명상에 집중하지 못한다. 그렇다고 허리가 심하게 구부정하면 자연호흡(복식호흡)을 할 때 힘들다.

손목은 양쪽 무릎 위에 올려놓는다. 손바닥은 위로 향해도 좋고, 아래로 향해도 상관없으나 손바닥을 아래로 향하면 자세가 편하고, 손바닥을 위로 향하면 손바닥 열을 식혀 좋다. 손가락은 엄지와 인지를 닿게 하는 경우도 있고, 모든 손가락을 쫙 펴는 경우도 있고, 그냥 자연스럽게 조금 오므리는 경우도 있으나 가장 편안한 자세를 취하되 너무 경직되거나, 의식된 자세가 아니어야 한다. 너무 경직되거나, 의식된 자세는 명상이 깊이 들어가는 데 오히려 방해가 된다.

또 다른 방법은 아랫배에서 양쪽 허벅지가 시작되는 부분에 양쪽 손목을 올려놓고 양 손바닥을 위로 하여 왼손 바닥 위에 오른손 바닥을 올려놓는데 양손 엄지손가락은 맞닿게 하든 그냥 흘려보내 가지런히 놓든 상관없다. 여기서 양 손바닥과 맞닿은 엄지손가락은 배꼽 아래에 둔다. 여기서 양손 엄지손가락을 맞닿게 하든 그냥 흘려보내 가지런히 놓든 상관없으나 기공에서 단전에 기를 모을 때나, 운기를 할 때는 양손 엄지손가락을 맞닿게 하는 것이 좋다.

자리에 앉아 눈을 감고 나면 명상에 들어가기 전에 상체를 앞으로 깊숙하게 숙여 아랫배의 숨을 다 빼내고 상체를 들 때 아랫배부터 숨을 채워 가며 서서히 상체를 세운다. 이때 손은 머리의 뒤쪽에서 깍지를 끼고 뒤통수에 댄다. 이렇게 3번~5번 반복한다. 그 다음은 동작 없이 자연스럽게 복식호흡을 한다.

그 다음 왼손 바닥을 아래로 향하여 허벅지 상부에 대고 오른손 바닥을 천정을 향하게 팔을 올리면서 숨을 들이쉬는데 오른팔은 쭉 펴면서 앞으로 올라간다. 다시 원위치 하면서 숨을 내쉰다. 이번엔 반대로 오른팔과 왼팔을 바꿔서 한다. 다음은 양팔로 동시에 위와 같이 한다.

다음은 위의 동작과 똑같이 하되 팔이 옆으로 올라가고 내려간다. 다음은 위의 동작과 똑같이 하되 팔이 뒤로 올라가고 내려간다. 그러고 나서 상체를 사방팔방으로 천천히 움직여서 편안한 자세와 자리를 잡는다.

§ 의자에 앉아서 하는 명상 자세

등을 의자의 뒤에 기대지 말고 허리는 곧추세우되 편안히 한다. 너무 의식하지 말아야 한다. 너무 의식하면 명상에 집중하지 못한다. 그렇다고 허리가 심하게 구부정하면 자연호흡(복식호흡)을 할 때 힘들다.

손목은 양쪽 허벅지 위에 올려놓는다. 손바닥은 위로 향해도 좋고, 아래로 향해도 상관없으나 손바닥을 아래로 향하면 자세가 편하고, 손바닥을 위로 향하면 손바닥 열을 식혀 좋다. 손가락은 엄지와 인지를 닿게 하는 경우도 있고, 모든 손가락을 쫙 펴는 경우도 있고, 그냥 자연스럽게 조금 오므리는 경우도 있으나 가장 편안한 자세를 취하되 너무 경직되거나, 의식된 자세가 아니어야 한다. 너무 경직되거나, 의식된 자세는 명상이 깊이 들어가는 데 오히려 방해가 된다.

또 다른 방법은 아랫배에서 양쪽 허벅지가 시작되는 부분에 양쪽 손목을 올려놓고 양 손바닥을 위로 하여 왼손바닥 위에 오른손바닥을 올려놓는데 양손 엄지손가락은 맞닿게 하든 그냥 흘려보내 가지런히 놓든 상관없다. 여기서 양손바닥과 맞닿은 엄지손가락은 배꼽 아래에 둔다. 여기서 양손 엄지손가락을 맞닿게 하든 그냥 흘려보내 가지런히 놓든 상관없으나 기공에서 단전에 기를 모을 때나, 운기를 할 때는 양손 엄지손가락을 맞닿게 하는 것이 좋다.

자리에 앉아 눈을 감고 나면 명상에 들어가기 전에 상체를 앞으로 깊숙하게 숙여 아랫배의 숨을 다 빼내고 상체를 들 때 아랫배부터 숨을 채워 가며 서서히 상체를 세운다. 이때 손은 머리의 뒤쪽에서 깍지를 끼고 뒤통수에 댄다. 이렇게 3번~5번 반복한다. 그다음은 동작 없이 자연스럽게 복식호흡을 몇 번 한다.

그다음 왼손 바닥을 아래로 향하여 허벅지 상부에 대고 오른손 바닥을 천정을 향하게 팔을 올리면서 숨을 들이쉬는데 오른팔은 쭉 펴면서 앞으로 올라간다. 다시 원위치 하면서 숨을 내쉰다. 이번엔 반대로 오른팔과 왼팔을 바꿔서 한다. 다음은 양팔로 동시에 위와 같이 한다.

다음은 위의 동작과 똑같이 하되 팔이 옆으로 올라가고 내려간다. 다음은 위의 동작과 똑같이 하되 팔이 뒤로 올라가고 내려간다. 그리고 나서 상체를 사방팔방으로 천천히 움직여서 편안한 자세와 자리를 잡는다.

§ 서서 하는 명상 자세

허리, 어깨, 가슴을 펴고 서는데 다리는 양어깨 넓이로 벌리고 양손은 양쪽 허벅지 옆에 두거나, 두 손으로 깍지를 껴서 아랫배에 둔다. 두 손으로 깍지를 껴서 아랫배에 둘 경우 양손 엄지손가락을 맞닿게 하든 그냥 흘려보내 가지런히 놓든 상관없으나 기공에서 단전에 기를 모을 때나, 운기를 할 때는 양손 엄지손가락을 맞닿게 하는 것이 좋다.

자리를 잡고 눈을 감고 나면 명상에 들어가기 전에 상체를 앞으로 깊숙하게 숙여 아랫배의 숨을 다 빼내고 상체를 들 때 아랫배부터 숨을 채워 가며 서서히 상체를 세운다. 이때 손은 머리의 뒤쪽에서 깍지를 끼고 뒤통수에 댄다. 이렇게 3번~5번 반복한다. 그다음은 동작 없이 자연스럽게 복식호흡을 한다.

그다음 왼손 바닥을 아래로 향하여 허벅지 상부에 대고 오른손 바닥을 천정을 향하게 팔을 올리면서 숨을 들이쉬는데 오른팔은 쭉 펴면서 앞으로 올라간다. 다시 원위치 하면서 숨을 내쉰다. 이번엔 반대로 오른팔과 왼팔을 바꿔서 한다. 다음은 양팔로 동시에 위와 같이 한다.

다음은 위의 동작과 똑같이 하되 팔이 옆으로 올라가고 내려간다. 다음은 위의 동작과 똑같이 하되 팔이 뒤로 올라가고 내려간다. 그러고 나서 다리를 천천히 움직여서 편안한 자세와 자리를 잡는다.

§ 누워서 하는 명상 자세

반듯하게 눕는데 다리는 양발뒤꿈치 사이가 한 뼘 정도 되게 벌리고 양손은 양쪽 허벅지에서 한 뼘 정도 떨어지게 두면 편안하다. 또 다른 방법은 양 손바닥으로 아랫배를 감싸듯이 편안하게 하되 양손 끝이 맞닿지 않아도 된다.

양손은 위의 방법 중에 어떠한 것을 해도 상관없으나 기공에서 단전에 기를 모을 때나, 운기를 할 때는 양 손바닥으로 아랫배를 감싸듯이 하는 것이 좋다.

사실 어느 정도 경지에 올라가면 기공에서 단전에 기를 모을 때나, 운기를 할 때 아랫배를 감싸지 않더라도 되고, 앉거나 서서 할 때도 아랫배 근처에 손이 가지 않아도 된다.

자리를 잡고 누워 눈을 감고 나면 명상에 들어가기 전에 양다리를 모으고 양쪽 무릎을 가슴 위로 당기며 아랫배의 숨을 다 빼내고 다시 무릎을 펴서 양다리를 내릴 때 아랫배부터 숨을 채워 가며 서서히 숨을 들이쉰다. 양손은 만세를 하듯이 하고 있다가 무릎을 가슴에 댈 때 양손으로 무릎을 잡아 준다. 무릎을 가슴에 댈 때 고개도 앞으로 숙인다. 이렇게 3번~5번 반복한다. 그다음은 동작 없이 자연스럽게 복식호흡을 한다.

그다음 왼손 바닥을 아래로 향하여 허벅지 상부에 대고 오른손 바닥을 천정을 향하게 팔을 올리면서 숨을 들이쉬는데 오른팔은 쭉 펴면서 앞으로 올라간다. 다시 원위치 하면서 숨을 내쉰다. 이번엔 반대로 오른팔과 왼팔을 바꿔서 한다. 다음은 양팔로 동시에 위와 같이 한다.

다음은 위의 동작과 똑같이 하되 팔이 옆으로 올라가고 내려간다. 그다음 양손을 머리 위로 곧게 펴서 모으고 상체를 좌우로 흔들어 자세를 고정시키되, 마치 진자운동을 하듯이 하며 점차 가운데 축으로 진자운동이 줄어들면서 고정시킨다. 그다음 팔과 손은 원위치로 돌아간다.

§ 모든 행위에서 하는 명상 자세

어느 정도 경지에 오른 수행자는 모든 행위가 곧 명상 속에 있음을 안다. 모든 행위가 명상임을 안다. 그래서 특정한 자세, 특정한 행위에 집착하지 않는다. 숨은 늘 쉬고, 알아차림은 늘 하고, 무념무상은 동양화의 여백처럼 베이스다.

§ 기본 호흡

기본 호흡은 자연호흡, 즉 복식호흡이다.

인간은 태어날 때 복식호흡을 한다. 자연에 있는 동물은 복식호흡을 한다. 사람이 복잡한 세상의 욕망에 자신을 잃어버려, 어느 순간부터 자연의 호흡을 잃어버리고 얕은 호흡인 흉식호흡을 하기 시작했다.

어깨에 힘을 주면 불행해지고 아랫배에 힘을 모으면 행복해진다는 명언이 있다. 복식호흡은 명치 아래의 배와 옆구리 아래가 들어갔다 나왔다 하면서 호흡을 한다. 이때 어깨가 오르락내리락 하면 안 되고 어깨는 움직이지 말고 가만히 있어야 한다. 숨은 아랫배부터 윗배로 채워 올라가듯이 한다.

흉식호흡을 하는 사람이 복식호흡으로 기본 호흡을 바꾸긴 쉽지 않다. 그러나 꾸준히 하면 반드시 바뀌게 되어 있다. 복식호흡을 연습하는 방법은 여러 가지가 있다. 아랫배에 양손을 대고 허리를 깊이 숙여 숨을 내쉬고 허리를 들어 숨을 들이쉬는데 양손을 아랫배에 대는 이유는 숨이 들어와 배의 불러옴을 느끼거나 의도하도록 하기 위함이다.

이렇게 연습하면 되는데 이렇게 연습하면 금방 지루하고 싫증난다. 실생활에서 활용하여 기본 호흡으로 만들기에는 부족하다. 그래서 스피치 강사이기도 한 필자는 복식호흡을 노래로 연습했다. 일할 때든, 길을 걷든, 운전을 하든, 아무 때나 노래를 흥얼거리며, 노래를 부르며 복식호흡을 연습했다.

노래하는 중간 중간에 숨을 들이쉴 때 아랫배부터 숨을 채워 가며 노래하니 복식호흡 연습도 되고, 일상에서 마음도 즐거웠다. 행복해서 웃는 것이 아니라 웃으니까 행복하다는 말처럼, 즐거워서 노래하는 것이 아니라 노래하니까 즐거웠다.

이렇게 하다 보면 대화할 때도 자연스럽게 복식호흡으로 바뀐다. 그리고 어느새 자신의 기본 호흡이 복식호흡으로 바뀐 자신을 발견하게 된다.

§ 명상의 순서

명상은 호흡 명상으로 시작하여 무념무상 명상으로 접어들어 각 해당 명상법을 하고 마무리는 무념무상 명상으로 정리하고 항상 호흡 명상으로 마무리한다. (명상의 고수나, 바쁜 일상에서 하는 명상은 바로 해당명상에 들어가고 나오기도 한다.)

명상이 끝나면 간단한 스트레칭이나 체조로 몸을 푼다. 오랫동안 부동자세로 있을 경우도 있으므로 누구나 다 아는 건강체조도 좋고, 자기만의 스트레칭이 있으면 그것으로 적당히 몸을 풀되 과도하게 하지 마라.

5. 명상의 좋은 점 - 몸과 정신, 마음, 생활에 좋은 점 🌿

§ 감정의 노예가 되지 않고 다스리는 주인이 된다.

　화가 나서 화를 주체하지 못하고 도가 넘는 화를 냈다가 실수한 경험은 누구에게나 있다. 이때 스스로가 화라는 감정에 빠져서 자신을 알아차리지 못하기 때문이다. 평소에 명상을 하게 되면 화난 감정에 사로잡힌 스스로를 바로 살피고 알아차려서 화를 다스리고 화에서 벗어나 현명하게 처신할 수 있다. 그리고 화로 인한 괴로움을 만들지 않는다.

　그리고 살다 보면 화뿐만 아니라 슬픔, 우울, 즐거움, 쾌락, 욕심, 집착 등등 감정에 빠져서 헤어나지 못하고 스스로를 괴롭힐 때가 있는데 평소에 명상을 하게 되면 그러한 자신을 바로 알아차려서 감정의 감옥에서 바로 벗어나서 자유롭고 평안한 마음으로 회복할 수 있다.

§ 강한 정신력(의지)을 키워 준다.

　살다 보면 내 마음이 내 마음대로 되지 않음을 느낀다. 알고 있는 대로 실천이 잘 되지 않는다. 게임 중독, TV 중독, 알코올중독, 흡연 중독, 프로스포츠 중독, 섹스 중독 등등 중독에서 벗어나는 것과 매일 아침 일찍 일어나기, 매일 운동하기, 다이어트 하기, 화내지 않기 등등 결심이 잘 지켜지지 않는다.

　그것은 지금껏 스스로의 힘을 키우는 운동을 하지 않아서 그렇다. 육신과 물질, 쾌락에 세뇌되고 길들여져서 그것들의 노예가 되어 스스로의 힘이 약해질 대로 약해져서 스스로 점점 아무것도 할 수 없고 그저 주변의 객체나 흐름에 따라 움직인다. 그러나 명상의 삼매와 알아차림으로 스스로의 힘과 예리함을 길러 스스로가 올바른 방향으로, 스스로가 가고자 하는 방향으로 가게 되어 삶의 진정한 주인으로 돌아온다.

§ 이해력이 좋아진다.

　살다 보면 아내든, 남편이든, 친구든, 직장 동료든, 사람들과 자주 다툴 때가 있는데 대부분 이해력 부족이다. 모두 자기 안에 싸여, 자기 안에서 벗어나지 못해, 자기 식으로 판단하고 말하고 행동한다. 그래서 다른 사람에 대한 이해심, 배려함 등이 부족하고 다툼이 일어난다. 명상을 하면 제일 먼저 알게 되는 것이 육신과 운명의 껍데기의 덧없음과 허망함이다.

　그래서 '나'라는 덧없음과 허망한 껍데기, 관념에서 벗어나 다른 사람을 보게 되고 다른 사람의 입장이 되어 보기도 한다. 그리고 자신의 뇌 속에 세뇌된 덧없음과 허망한 세상의 틀을 보게 되고, 세뇌에서 벗어나 모든 생명들을 생명 그 자체로 보아 경계 없는 참된 사랑에 눈을 떠, 참 생명에 대한 사랑이 끊임없이 솟아난다.

§ 원만한 대인관계

　명상을 통해서 마음을 닦고 행위를 다스려 대인관계를 원만하게 하고, 잘못 형성된 선입관이나, 인간관 그리고 육신과 운명 등 껍데기로 사람을 보는 눈을 버리고 고귀한 생명, 평등한 생명 그 자체로 보게 된다. 그래서 자신이 대접받고 싶은 것처럼 남을 대하게 되니 인간관계가 두루두루 원만해진다.

§ 몸과 마음이 건강해진다.

　마음이 건강하지 못하면 몸이 건강해질 수 없다. 우리는 종종 화가 나거나 근심이 있으면 소화도 안 되고 면역력이 떨어져 몸이 약해진다. 하지만 명상으로 마음을 깨끗이 비우거나, 하는 일에 정신을 집중하면 마음도 가볍고 근심도 떨쳐 버릴 수 있다. 그리고 깨달음으로 덧없고 허망한 육신과 운명에 집착하지 않아 어떠한 일이 닥쳐도 꿋꿋이 담대하게 일을 처리하는 강한 마음이 생긴다.

§ 집중력이 좋아진다.

　현대인은 번잡한 세상에 살고 있다. 복잡한 인간관계, 시끄러운 소음, 밤에도 화려한 조명, 온갖 문명의 이기들, 많은 업무 등등. 그래서 무엇엔가 집중을 한다는 것이 어렵다. 무엇에 푹 빠져 집중하기엔 두려운 세상이다. 요즘에 어린 학생들을 가르치다 보면 수업 시간에 휴대전화기를 만지는 등 집중하지 못하고 산만한 것을 많이 본다. 아마 이런 현상들은 물질문명이 더 발달할수록 더할 것이다.

　명상을 함으로써 무념무상으로 마음을 깨끗이 비우고, 주의 집중으로 의식을 집중하므로 상당한 집중력이 생긴다. 그래서 하는 일이 무엇이든 상당한 집중과 능률, 실력의 업그레이드를 가져온다.

§ 무한한 창의력이 생긴다.

　명상을 해보면서 알겠지만 명상에 깊이 들어갈수록 많은 고정관념이 깨진다. 심지어 명상에 들어가면서 시공으로부터 자유로움을 느끼기도 한다. 시공이 만들어 낸 창조물에서 벗어나게 되는데 하물며 대자연의 역사에 비해 보잘것없는 인간의 역사가 만든 상과 틀, 고정관념은 너무나 초라하게 보인다. 무에서 유를 창조하는 무한한 창의력, 거침없는 창의력, 엄청난 창조의 힘을 스스로 느끼게 될 것이다.

§ 일체를 통합하고 꿰뚫어 보는 통찰력이 생긴다.

　명상을 하게 되면 알껍데기 같은 자신의 틀을 깨고 일체를 느끼고 알게 된다. 그리고 대자연에 존재하는 모든 집의 덧없음과 허망함, 변화를 알게 되고 그러면서 모든 집을 뚫고 흐르는 참된 이치를 알게 된다. 어느 것에도 갇히지 않은 참된 이치를 알게 되고 그것이 자신도 뚫고 흐른다는 것, 자신 안에 참된 이치가 흐름을 알고 참된 이치와 하나 되어 절대평안으로 영원히 존재하게 된다.

이처럼 엄청난 통찰력이 생기는데 하물며 인간의 소소한 일들을 통찰하는 것쯤이야!

§ 뇌에 휴식을 준다.

무념무상의 명상에 들어가면 머리의 대부분 기능이 멈추어진다. 아무것도 하지 않고 감각조차 느끼지도 못한다. 외부로부터 흘러 들어오는 모든 정보를 그냥 흘려보내고 흘러간다. 그리고 집중명상(행위 명상 등등)에 들어가면 의식이라는 작업대에 한 가지만 올려놓고 집중하기 때문에 뇌에 피로감이 훨씬 덜하다. 그래서 탁구를 하고 나면 마음이 가볍고, 머리가 시원하고, 집중이 잘되는 것이다.

§ 뇌의 운동으로 뇌가 좋아진다.

인간의 뇌의 능력은 엄청난 기능을 갖고 있다. 뇌에는 약 1,000억 개의 신경세포들이 있고 각 신경세포는 하나의 축색돌기와 수만 개의 수상돌기를 갖고 있다. 이렇게 많은 축색돌기와 수상돌기가 만나서 정보를 주고받는데 서로 얽히고설켜서 정보망을 만들 수 있는 경우의 수는 거의 무한대에 이른다. 그런데 인간은 뇌의 1%도 쓰지 못하고 생을 마감한다.

명상은 정신 운동이고, 마음 운동이다. 결국 그것들은 뇌의 활동을 의미한다. 얽히고설킨 뇌를 정리하고, 비우고, 밝게 하고, 운동하고, 가볍게 하고, 깨닫고, 창조하고, 밝히고, 활용하는 운동을 명상이 한다.

§ 항상 행복하다.

  명상을 어느 정도 하게 되면 미소가 저절로 피어난다. 어느 것에도 갇히지 않은 가벼움, 자유로움을 느낀다. 그리고 명상을 통해서 상대적인 행복이 아닌 절대적인 행복에 눈을 떠서 찰나에 뒤집어쓴 육신과 운명을 비교하는 삶이 아닌 육신과 운명을 뚫고 흐르는 영원한 참된 이치와 하나 되는 행복을 스스로 누리게 된다. 그래서 육신을 벗든 입든 상관없이 영원한 행복감을 누린다. 무슨 대상이나 무엇을 통해서 얻는 상대적 행복감이 아니라, 아무것도 없이 누리는 절대적 행복감을 누릴 수 있어 시간과 공간에 상관없이 항상 행복하다.

§ 불안과 초조함에서 벗어난다.

  신경이 예민하거나, 고민이 많거나, 끔직한 경험을 한 사람들은 항상 불안하고 초조하다. 하지만 명상을 하면서 찰나에 뒤집어쓴 육신과 운명의 삶을 알고, 그 안에서의 집착이 어리석고 덧없음을 알아 마음이 담대해지고 강해지는 자신을 느끼게 된다.

  사람은 연연하는 것 때문에 약해진다. 육신에 연연할 때 육신에 약해지고, 운명에 연연할 때 운명에 약해진다. 무엇에 대한 집착을 버리고 마음이 떠나면 오히려 강해지는 스스로를 느낀다.

  고등학교 때 필자는 약 1년간 소화불량에 시달린 적이 있다. 거의 매일같이 소화불량에 시달렸다. 식사를 한 후 온통 신경은 위에 가 있었다. 또 체할까 걱정하노라면 어느새 소화불량에 걸려 바늘로 손끝을 따고 있었다.

  그러한 나날이 계속될수록 나는 원래 소화 기능이 약한가 보다, 하고 운명으로 받아들일 때쯤, 그렇다면 아예 소화제 3병을 구입해서 가방에 넣고 다니다가 체하면 마시자, 하고 결심했다. 그리고 바늘은 더 이상 가지고 다니지 않았다. 체할까 봐 걱정하는 마음을 버리고, 체하면 소화제 먹자는 생각을 해 버리니 더 이상 식사 후에 위에 신경을 쓰지 않았다. 그런데 놀라운 일이 생겼다. 그 후로 체한 적이 거의 없다. 다시 정상으로 돌아온 것이다.

또 이런 일이 있었다. 어릴 적 아버지는 집안의 폭군이요, 다혈질이었다. 목소리를 낮춰 조용조용히 말하신 적이 별로 없었다. 나는 화통을 본 적이 없지만 목소리 큰 사람을 보고 화통을 삶아 먹었다고 하니 아버지의 버럭버럭 지르는 말을 들을 때마다 화통 소리가 얼마나 큰지 알 수 있었다. 시도 때도 없이 갑자기 지르는 아버지의 화내는 목소리는 나를 소리에 대해 신경이 예민한 사람으로 만들었다. 그래서 어디서 조금 큰 소리만 나도 깜짝깜짝 놀라 가슴이 뛰는 병 아닌 병이 생겼다.

몇 년 전 단독주택에 살고 있었을 때 새벽 3시쯤 잠을 자다가 놀라서 깬 적이 있었다. 오토바이의 배기통을 변조해서 소리가 엄청나게 큰 오토바이를 탄 폭주족이 내가 사는 조용한 동네를 몇 바퀴씩 돌고 있었다. 지나가면 다시 안 오겠지 생각했지만 잠들 만하면 그들은 또 왔다. 소리에 예민한 나는 불안해서 잠을 잘 수 없었다. 내 가슴은 그들이 탄 오토바이 실린더보다 더 빨리 뛰었다.

도저히 잠을 이룰 수 없게 되자, 난 조용히 앉아 명상을 하였다. 소리에 대해서 생각해 보았다. 귀가 없다면 소리를 느끼지 못할 것이다. 소리란 결국 귀의 감각 때문에 느껴지는 것이다. 결국 소리(객체)의 문제가 아니라 귀의 문제요, 그것에 대한 신경(마음)을 버리지 못하는 나자신의 문제였다. 소리가 칼이 되어 나를 찌르는 것도 아니요, 소리가 망치가 되어 나를 패는 것도 아니다. 그저 소리일 뿐인데, 음파일 뿐인데, 귀에서 느껴 뇌로 전달해 주는 것뿐인데 난 그것에 엄청난 의미, 필요 이상의 의미를 부여했다는 것을 느꼈다.

아무렇지 않게 잠을 잘 자는 아내를 보니 더더욱 그런 생각이 들었다. 소리 때문에 잠을 못 이룬다는 것은 잘못된 생각임을 알 수 있는 건 전쟁터에서 전투 때문에 며칠 동안 잠을 자지 못한 병사가 총알이 오가고 포탄이 터지는 가운데에서도 밀려오는 잠을 이겨내지 못하고 틈틈이 잠을 자는 경우를 영화에서도 본 적 있다.

결국 소리의 문제가 아니라 그것을 받아들이는 내 자신의 문제였다. 그래서 마음을 바꿨다. 소리는 소리일 뿐, 소리가 칼이 되어 내 심장을 찌를 것도 아니요, 망치가 되어 내 머리통을 치는 것도 아니니 그냥 흘려보내자! 신경 쓰지 말자! 라고 마음먹었다. 차라리 그 오토바이 폭주족들이 자주 왔으면 좋겠다, 나의 수행에 도움이 될 수 있도록……, 이렇게 마음을 내려놓으니 편했다. 그리고 다시 평안하게 잠을 잘 수 있었다. 그 이후로 그 폭주족이 몇 번 또 왔다 갔는지는 모르겠다. 난 평안히 깊은 단잠을 잤으니까.

이 일을 생각하면서 느끼는 것은 걱정도 습관이라는 것과, 사실 문제도 가만히 따지고 보면 별것 아니라는 것과, 문제는 밖이 아니라 내 안에 있다는 것이다. 밖은 내 마음대로 변하지 않는다. 제멋대로다. 내 마음대로 할 수 있는 것이 많지 않다. 하지만 내 안은 온전히 내 마음대로 할 수 있다. 집착하지 마라. 마음에 담아 두지 마라. 찰나에 뒤집어쓴 육신과 운명 속에서 그대가 집착하고 마음에 담아 둘 것은 어디에도 없다. 그 진리가 그대를 엄청난 강인한 존재로 만들어 줄 것이다.

§ 중독에서 벗어난다.

살다 보면 하는 일도 없는데 왠지 바쁘고 무엇을 하기엔 시간이 없을 때가 있다. 그래서 자신의 생활을 돌이켜보고 살펴보면 생각하지 못한 곳에 소중한 시간을 낭비하는 하는 경우를 많이 발견한다.

매일 멍하니 보는 TV, 인터넷 검색, 인터넷 게임, 저녁이면 동료들과 습관적으로 마시는 술, 등등 이것들로 일생 동안 보내는 시간을 계산해 보면 놀랄 만큼 많은 시간임을 알게 된다. 사람 인생에서 잠으로 보내는 시간을 빼고, 일하는 시간을 빼면 얼마 남지 않는데 그나마 이 시간도 앞에 나열한 것들로 대부분 낭비한다.

중독은 스스로의 힘을 약화시키고 객체의 힘을 강화시킨다. 스스로가 점점 이용하는 객체에 빠져, 의존하게 되고 벗어나지 못한다. 나중엔 중독된 대상이 오히려 주인인 스스로 조종한다.

사람이 무언가에 맛들이면 그 맛에 점점 빠지게 되고, 그런 스스로를 알아차리고 벗어나지 못하면 나중엔 중독이 된다. 그래서 무언가에 맛들임에 조심하고, 빠져 있을 때 알아차려서 스스로를 추슬러 벗어나야 한다.

프로야구를 무척 좋아했던 필자는 예전엔 미식축구를 좋아하지 않았다. 그 이유는 여러 가지가 있지만 가장 큰 이유는 미식축구의 룰을 몰라서였다. 그래서 가끔 TV 채널을 돌리다가 미식축구를 하는 장면이 나오면 금방 다른 데로 채널을 돌렸다.

그러던 어느 날 그날도 TV 채널을 이리저리 돌려봤지만 재미있는 프로가 없었다. 그러던 중에 한 스포츠 채널에서 미식축구를 중계했다. 그래서 다른 채널로 돌리려고 했는데 그날따라 해설자가 미식축구의 룰을 하나하나 상세히 설명하면서 해설하는 것이었다. 잠깐이었지만 난 많은 룰과 작전을 어느 정도 알게 되었다. 그런데 룰을 알고 작전을 어느 정도 알고 보니 미식축구가 그렇게 재미있을 수가 없었다. 미식축구의 맛을 알게 된 것이었다.

그렇게 보기 시작한 미식축구는 어느새 아침이면 신문에서 미식축구 경기를 중계하는지 TV편성표를 찾아보는 지경에 이르렀고 미식축구 경기가 있을 땐 TV 앞에서 떠나가지 못하게 되었다. 이렇게 난 서서히 미식축구에 중독이 되어 갔다.

그런 내 모습을 스스로 발견한 것은 명상 덕분이다. 명상을 통해서 스스로를 살피게 되면서 그동안 스스로를 주인 된 자리에서 내쫓은 객체들을 발견하고 그것들로부터 벗어나 다스려 다시 스스로가 주인 된 자리로 돌아올 수 있었다. 지금은 프로야구도 거의 보지 않는다.

필자는 인터넷 게임을 배우지 않는다. 예전에 필자가 아는 후배가 유명한 인터넷 게임을 하면서 필자에게 재미있으니 배워 보라고 하면서 권한 적이 있었다. 하지만 나는 게임을 하는 방법을 배우지 않았다. 그 후배가 컴퓨터 앞에서 폐인처럼 쭈그리고 앉아 몇날 며칠씩 게임에 빠져 사는 것을 보았기 때문이다.

돈 욕심난 사람이 만든 게임 프로그램 안에 갇혀 소중한 시간을 낭비하는 사람들을 보면 한심하고 불쌍한 생각이 든다. 그 후배도 게임을 몰랐을 땐 멀쩡하던 사람이었는데 지금은 게임 안에 갇힌 폐인이 되었다.

가장 중요한 것은 자신이 중독이라는 것을 빨리 알아채는 것이다. 객체를 이용함에 스스로의 의도대로 되지 않고 그 객체에 끌려가는 날이 많으면 중독이다. 공부해야 되는데, 하면서도 게임을 하고 있으면 중독의 초기 단계이고 공부해야 한다는 생각도 아예 들지 않고 게임에만 빠져 있으면 중독이 심한 것이다.

자본가들은 사악한 상술로 부추기고, 권장하고, 미화하기도 한다. 그래서 생명들 스스로가 중독에 걸렸어도 중독에 걸렸는지 모르게 한다. 중독을 권장하는 한국의 술 문화도 이와 같다.

6. 명상의 좋은 점 2 - 스스로에 좋은 점 🌿

§ 육신과 운명에 괴로움의 감옥에서 벗어난다.

생명은 찰나 동안 뒤집어쓴 육신과 운명이 영원한 제 집인 양 집착하고, 애착한다. 그것 때문에 온갖 괴로움과 두려움이 생기고 그 안에서 살다 간다. 그리고 알게 모르게 세뇌된 육신과 운명의 욕망을 부리고, 부린 욕망의 짐 때문에 힘겨워하고 괴로워하며 살다 간다.

하지만 명상을 통해서 참된 스스로를 알고 일체를 알아 찰나 동안 뒤집어쓴 육신과 운명에 갇히지 않고 참된 생명, 참된 이치, 영원한 생명과 함께 하고 누리니 찰나 동안 뒤집어쓴 육신과 운명은 바람을 향해 던진 그물과 같으리라!

§ 잔인한 피라미드의 수레바퀴에서 벗어난다.

생명은 찰나 동안 뒤집어쓴 육신과 운명이 영원한 제 집인 양 집착하고, 애착한다. 그것 때문에 어리석고 사악해져 허망한 욕망을 부리고, 온갖 악을 지으며 살다 간다. 그들이 찰나에 뒤집어쓴 육신과 운명의 자신들만을 위한 탐욕의 피라미드를 만들고, 공고히 하다 가고 다시 올 땐 자신들이 만들거나 공고히 한 피라미드의 희생이 되니 커다란 수레바퀴를 만든다.

수레바퀴는 찰나에 뒤집어쓴 육신과 운명에 세뇌 되고 길들여져 어리석고 사악해진 생명의 허망한 욕망을 먹고 돌아가니 수레바퀴에서 벗어나는 것도, 수레바퀴를 멈추는 것도 그대 스스로임을 알라.

명상을 하게 되면, 스스로와 일체를 알고 지금의 결과는 과거 행위의 결과임을 알게 되고 지금의 행위가 미래의 원인임을 알게 되어 행위 하나하나 살피고 알아차려서 참된 이치의 길로 가게 된다. 그래서 잔인한 악의 수레바퀴에서 벗어나게 된다.

§ 영원한 생명을 산다.

하나하나의 생명의 길이는 그가 추구하는 것에 따라 달려 있다. 육신의 아름다움, 돈, 명예 등등 덧없는 껍데기나 껍데기로 인한 욕망을 추구하는 생명은 그것과 함께 죽을 것이다.

하나하나의 생명의 길이는 그가 알려고 하는 것에 따라 달려 있다. 육신의 아름다움, 돈, 명예 등등 덧없는 껍데기나 껍데기로 인한 욕망만을 채우는 길을 알려고 하는 생명은 그것과 함께 죽을 것이다.

하나하나의 생명의 길이는 그가 눈뜨는 것에 따라 달려 있다. 육신의 아름다움, 돈, 명예 등등 덧없는 껍데기나 껍데기로 인한 욕망에만 눈뜬 생명은 그것과 함께 죽을 것이다.

하지만 영원한 추구, 영원한 물음, 영원한 깨달음 바로 어느 것에도 갇히지 않은 참된 이치, 참된 생명, 영원한 생명에 눈뜨게 하여, 함께하여 누리게 하네!

* 고타마가 영원한 것이 없다 함은 껍데기(물질, 에너지 등등)와 껍데기로 인한 명색에 영원한 것이 없다는 것이지 모든 짐을 뚫고 흐르는 참된 이치에 영원한 것이 없다는 것이 아니다. 일체에 영원한 것이 없다는 말도 영원하지 못한 말이다. 그 말도 일체에 포함되어 있으니까. 작은 울타리 안에서는 그 울타리 안이 모든 것이지만 그것을 포함하는 더 큰 울타리가 있으면 작은 울타리 안의 이치가 더 이상 모든 것이 되지 않는다.

§ 절대행복을 누린다.

명상으로 어느 정도 경지에 이르면 느끼게 된다.

모든 집을 뚫고 흐르는 어느 것에도 갇히지 않은 참된 이치, 참된 생명, 하나의 생명, 영원한 생명에 눈떠서, 껍데기에 가려진 생명의 절대평등, 절대자유, 절대평안에 눈떠 절대행복으로 벗어나게 된다. 경지에 오른 수행자는 안다 육신의 입고 벗음은 절대행복으로 가는 길에 의미가 없다는 것을, 장애가 되지 않음을. 구름에 해 지나가듯이 참된 이치와 하나 되어 가네.

7. 명상의 좋은 점 3 - 모든 생명에 좋은 점 🌿

§ 모든 생명을 스스로와 같이 여긴다.

모든 악은 나와 다른 이를 구별하는 데부터 생긴다.

생명은 찰나 동안 뒤집어쓴 육신과 운명에 세뇌되고 갇혀서 '나'라는 덧없고 허망한 껍데기를 만들고 그 안에 갇혀서, 그 안을 위하여 어리석고 어리석게 악을 지으며 살다 간다.

하지만 명상을 통하여 참된 스스로와 일체에 눈뜨고 알게 되어 참된 생명, 평등한 생명, 하나의 생명에 눈뜨고 알게 된다. 그래서 다른 껍데기를 뒤집어쓴 생명들이 다른 이처럼 보이지만 실은 나와 다르지 않은 존재임을 알게 되어 찰나에 다른 껍데기를 뒤집어쓴 생명들을 하나로 알고 사랑하고, 배려하고, 놓아주게 된다.

§ 참된 이치가 온 누리에 임하리라

지구에 피라미드의 맨 꼭대기에 있는 인간의 껍데기를 뒤집어쓴 생명들이 참된 생명으로 돌아오게 되면 그들은 알리라. 이미 초목은 참된 이치와 함께함을. 인간의 껍데기를 뒤집어쓴 생명은 이제 스스로에 눈뜨니 모든 울타리와 집, 피라미드의 어리석음과 사악함을 알리니 그것들을 무너트리고 참된 생명으로 하나 되리라.

범죄도 사라지고, 증오도 사라지고, 시기도 사라지고, 질투도 사라지고, 거짓말도 사라지고, 이기고 짐도 사라지고, 자연의 파괴도 사라지고, 모든 악이 사라지리니 오직 참된 이치가 온 누리에 임하리라. 생명아, 생명아, 머지않아 인류의 껍데기는 시공 속으로 사라질 것이다. 오직 참된 이치와 하나 되어 영원히 존재하리라!

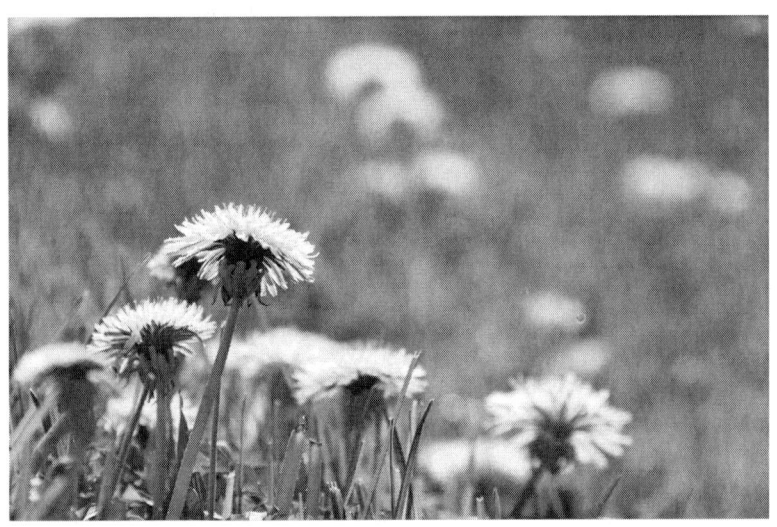

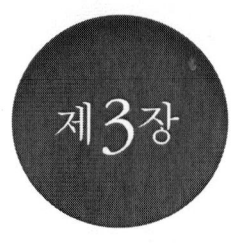

제3장

명상법1 - 호흡명상

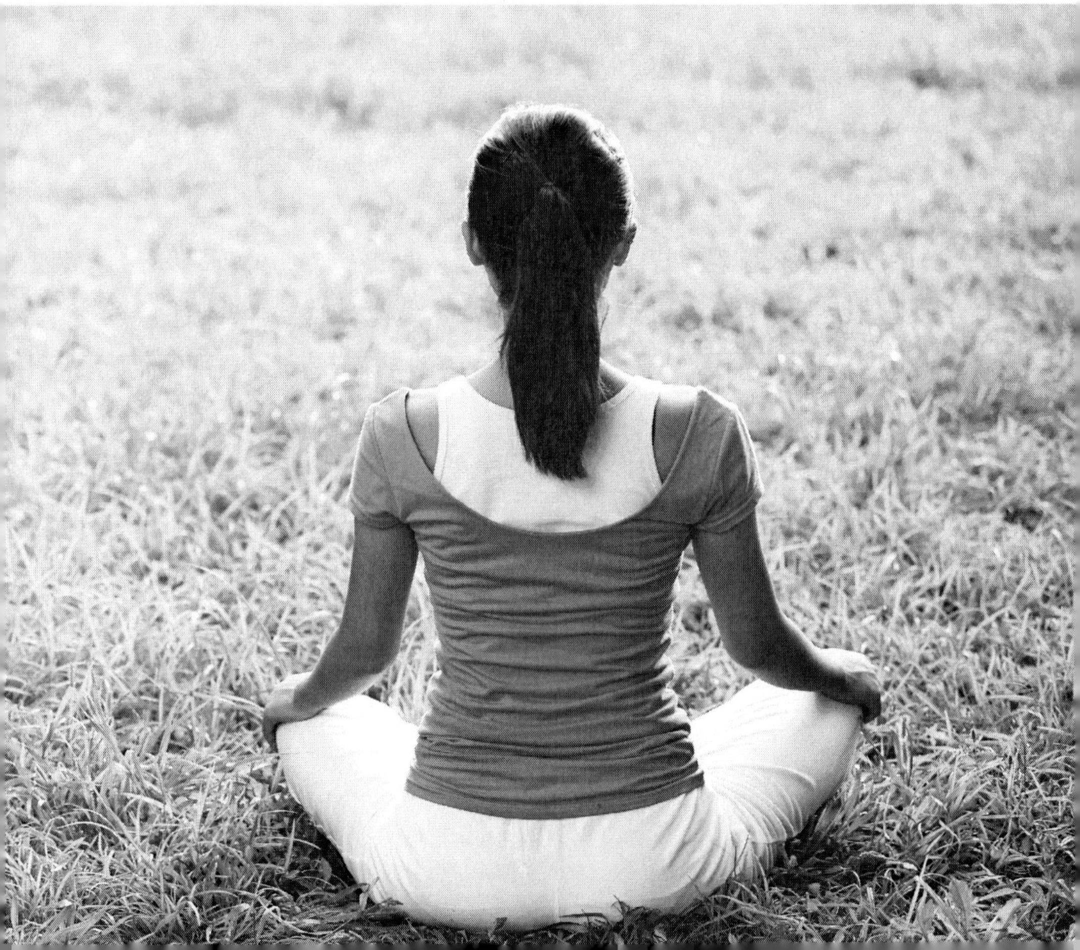

1. 호흡 명상이란? 🌿

§ 모든 명상의 기본이다.

　사람은 어머니 배 속에서 나올 때 가장 먼저 폐호흡을 한다. 호흡을 하지 않으면 죽는다. 그래서 울지 않는 아이의 엉덩이를 때려 울게 만들어 호흡하게 한다. 태어나서 죽을 때까지 멈추지 않는 것이 호흡이다. 그래서 모든 생명의 삶의 밑바닥에는 호흡이 있다. 다만 너무나 당연하여, 너무나 자주 하여, 느끼지 못할 뿐이다.

　필자가 명상 지도를 할 때 가끔 폐폐(閉肺)명상을 한다. 코와 입을 막고 숨을 참았다가 도저히 못 참게 되었을 때 숨을 쉬는 것인데 그때 너무나 당연하여 잊었던 호흡에 대해서 강렬하게 느끼게 된다.

　마음이 불안하거나, 화가 나거나, 조급하거나, 고민이 있으면 호흡이 불안정하거나, 거칠어지거나, 얕아지거나, 숨이 뜨거워진다. 마음이 평안하고, 느긋하고, 걱정이 없으면 숨도 평안해지고, 깊어지고, 시원하다. 그만큼 숨은 그 사람의 상태를 말해 준다.

　호흡처럼 강력한 하나로 역할을 하는 것이 없다. 의식을 모두 호흡에 집중시켜 호흡 살핌과 호흡 집중으로 모두 채우면 쉽게 의식이 하나로 된다. 명상에 들어가서 잡념, 다른 감각의 느낌 등등 원치 않는 것들이 의식을 제멋대로 오염시키려 할 때(점령하려 할 때) 그것들을 밀어내는 강력한 역할을 하고, 의식을 깨끗이 닦아내는 역할을 한다.

2. 호흡 명상 실습 1

　명상의 기본자세에서 호흡을 살핀다. 코로 들어와서 폐를 거쳐서, 아랫배에서부터 채워지는 숨을 느낀다. 집중하라! 다른 잡념, 다른 느낌은 뒤로 미루고 오직 숨의 들어오고 나감을 살펴라. 숨을 깊이 쉬려고 의도하지 마라. 숨에 집중하고 있으면 저절로 마음이 평안해져서 숨이 저절로 깊어지고 깊어진다. 숨의 살핌은 코로부터 폐, 아랫배로 내려와 나중엔 아랫배의 숨의 들어오고 나감만을 살핀다. 숨의 살핌이 숨의 집중이며 숨의 집중이 곧 숨의 살핌이다.

　숨이 들어가고 나가는 데 의식을 집중하라. 배의 움직임에 집중하라.

3. 호흡 명상 실습 2

　아랫배에부터 채우기 시작하는 숨을 온몸 구석구석 보내는데 한 가지 동작에 한 번의 호흡을 쓴다. 맨 처음엔 오른쪽 다리 그다음엔 왼쪽 다리 그다음엔 양쪽 다리로 보낸다. 그다음 오른쪽 팔로 보내고 그다음엔 왼쪽 팔, 그다음엔 양쪽 팔로 보낸다. 그다음엔 머리로 보낸다. 이때 배에 꽉 찬 숨을 원하는 그곳에 보낸다는 마음으로 의도적으로 하라.

　머리와 사지로 보내는 숨을 마쳤으면 그다음 숨을 머리와 사지를 제외한 몸통으로 꽉 채워 보낸다. 그다음 그 몸통부터 사지, 머리까지 한꺼번에 채우는 온몸 호흡을 한다. 서서히 온몸 구석구석 숨을 다 들여보내고 다 빼낸다. 온몸으로 하는 마지막 호흡은 여러 번 반복한다. 이때 호흡은 아주 천천히 한다. 그러면 숨이 들어갈 때 기쁨으로 충만하고, 숨이 나갈 때 온몸 구석구석이 다 시원하다. 버리는 마음이 얼마나 시원한지를 느껴 보라!

온몸 호흡을 할 때 일체와 하나 됨을 느끼리라! 그것이 스스로다. 빈 껍데기에 가득 찼다가 때가되면 빠져나가는 것 그것이 육신과 운명이다.

4. 호흡 명상 실습 3

숨이 온몸으로 들어올 때 온몸을 살피고 나갈 때 살펴라.

숨이 온몸으로 들어올 때 마음을 살피고 나갈 때 살펴라.

숨이 온몸으로 들어올 때 평등을, 나갈 때 평등을 느껴라.

숨이 온몸으로 들어올 때 자유를, 나갈 때 자유를 느껴라.

숨이 온몸으로 들어올 때 평안을, 나갈 때 평안을 느껴라.

숨이 온몸으로 들어올 때 충만을, 나갈 때 시원함을 느껴라.

숨이 온몸으로 들어올 때 만족을, 나갈 때 만족을 느껴라.

숨이 온몸으로 들어올 때 행복을, 나갈 때 행복을 느껴라.

숨이 온몸으로 들어올 때 일체에 대한 사랑을, 나갈 때 일체에 대한 사랑을 느껴라.

숨이 온몸으로 들어올 때 일체와 하나 됨을 느끼고, 나갈 때 일체와 하나 됨을 느껴라.

숨이 온몸으로 들어올 때 일체에 대한 놓아줌을, 나갈 때 일체에 대한 놓아줌을 느껴라.

(호흡 작용은 스스로와는 다른, 덧없는 짐의 작용임을 알게 된다. 그래서 호흡도, 일체도 놓아주어 벗어나라(해탈).)

숨이 온몸으로 들어올 때 탄생을 알고, 나갈 때 죽음을 알라.

숨이 들어올 때 숨이 '나'라는 때를 온몸 구석구석 모두 움켜잡고, 나갈 때 모두 빠간다.

숨이 들어올 때 숨이 '나'라는 때를 온몸 구석구석 모두 씻고, 나갈 때는 모두 깨끗이 비운다.

숨이 온몸으로 들어올 때 안에 모든 틀이 사라지고, 나갈 때 사라짐을 느껴라.

숨이 온몸으로 들어올 때 안에 모든 상이 사라지고, 나갈 때 사라짐을 느껴라.

숨이 온몸으로 들어올 때 안에 모든 세뇌가 사라지고, 나갈 때 사라짐을 느껴라.

숨이 온몸으로 들어올 때 안에 모든 욕망이 사라지고, 나갈 때 사라짐을 느껴라.

숨이 온몸으로 들어올 때 안에 모든 어리석음이 사라지고, 나갈 때 사라짐을 느껴라.

숨이 온몸으로 들어올 때 안에 모든 사악함이 사라지고, 나갈 때 사라짐을 느껴라.

숨이 온몸으로 들어올 때 '나'라는 껍데기가 사라지고, 나갈 때 사라짐을 느껴라.

숨이 온몸으로 들어올 때 '우리'라는 껍데기가 사라지고, 나갈 때 사라짐을 느껴라.

숨이 온몸으로 들어올 때 '너'라는 껍데기가 사라지고, 나갈 때 사라짐을 느껴라.

숨이 온몸으로 들어올 때 '너희'라는 껍데기가 사라지고, 나갈 때 사라짐을 느껴라.

숨이 온몸으로 들어올 때 '나'라는 뿌리(자성, 스스로)가 뽑히고, 나갈 때 사라짐을 느껴라.

숨이 온몸으로 들어올 때 마음이 사라지고, 나갈 때 사라짐을 느껴라.

숨이 온몸으로 들어올 때 모든 것이 사라지고, 나갈 때 사라짐을 느껴라.

한 가지 느낌에 한 번의 호흡을 쓴다. 이때 호흡은 아주 천천히 한다.

경우에 따라서 한 가지 느낌에 여러 번 호흡을 반복해도 상관없다.

이 생명의 벗님들이여!

호흡 명상을 통해서 절대평등, 절대자유, 절대평안, 절대행복에 눈뜨고, 참된 이치로 벗어나서 참된 이치와 하나 되어 해탈하여 영원한 생명을 누려라!

5. 호흡 명상 실습 4 🌿

호흡 명상에 들어가면 잡념, 온몸의 감각 등등 원치 않는 것들이 의식을 제멋대로 오염시키려 침범한다. 그때 그것들에 점령당하는 의식을 바로 알고 호흡에 대한 집중으로 그것들을 깨끗이 씻어낸다(밀어낸다).

고요히 아랫배의 호흡에 집중한다. 일체의 다른 생각, 몸의 느낌은 버려, 오직 호흡에만 집중하고 의식을 호흡 하나로만 채운다. 의식을 호흡 하나로 채워 호흡 삼매에 들어간다.

이번 실습 4의 중요한 포인트는 호흡을 살피는 것이 아니라 호흡으로 의식을 하나로 하는 것이다. 즉 호흡 삼매에 들어가는 것이고 무념무상 명상으로 들어가기 직전의 단계가 된다.

6. 호흡 명상이 좋은 점 🌿

§간편한 기분 전환

살다 보면 기분 전환이 필요할 때가 있다. 우울할 때, 화가 날 때, 슬플 때, 괴로울 때 기분을 확 바꿔 주면 그것만으로도 스스로가 감정의 늪에서 빠져나와 훨씬 자유로울 수 있다.

감정의 늪에 깊이 빠져 있는 스스로를 추슬러 밖으로 빠져나오지 못하면 깊은 마음의 병으로 접어들거나 감정의 노예가 되어 후회할 일을 저지를 때가 많다. 우울증에 빠진 사람들도 살펴보면 감정의 전환, 즉 기분 전환을 제때 해주지 못해서 그런 경우가 많다.

그럴 때 많은 시간, 많은 준비물이 없이도 간단히 호흡을 살피거나 집중하는 것만으로도 바로 감정의 늪에서 빠져나올 수 있다. 한번 느꺼보라! 끈적끈적한 깊은 감정의 늪으로 빠져들어 갈 때 그대를 꺼내 주는 생명의 밧줄이 되어 줄 것이다.

대부분의 명상이 그렇지만 명상을 하기 위해서 따로 시간을 내거나, 많은 준비물, 도구가 필요한 것이 아니다. 그저 매순간 쉬는 숨만 있으면 된다.

§ 집중력을 높여 준다.

복잡한 일과 번잡한 생활에 시달리다 보면 의식엔 항상 이것저것들로 오염되어 사분오열되고 무언가 하나에 집중하기가 힘들다. 전화를 받으면서 TV를 보고 또 음식을 먹는다. 이처럼 여러 가지 일에 의식을 분열시킨다.

이런 생활이 습관이 되고 또 일을 할 때도 이와 같으므로 항상 찾아오는 스트레스에 노출되고, 크고 작은 정신적 병에 시달리게 된다. 상황이나, 일이 번잡하고, 답답할 때 잠시 호흡 명상에 집중하면 의식 안이 호흡 하나에 집중되어 의식이 호흡으로 하나로 깨끗해진다. 그렇게 잠시 마음을 비우거나 정신을 맑게 하고 나면 그다음 무슨 일을 하든 집중할 수 있는 여유와 힘이 생긴다.

호흡 명상은 상당한 집중력을 높여 준다. 어느 정도 경지에 오른 수행자는 호흡 명상이든, 행위 명상이든, 무념무상 명상이든 주의 집중력은 똑같이 상당히 높으나 초보자들에게는 호흡 명상이 특히 주의 집중력을 높여 주는 데 많은 도움이 된다.

§ 완벽주의에서 벗어난다.

깨끗한 칠판에 분필로 찍은 작은 점 하나가 찍혀 있을 때 칠판을 보고 칠판이 깨끗하다고 생각하는 사람이 있고 그 작은 점 하나 때문에 칠판이 지저분하다고 단정을 짓는 사람이 있다.

또 시험 점수가 80점이 나왔으면 0점에서 보고 80점이나 나왔구나, 잘했다, 조그만 더 하면 100점 맞을 수 있겠구나, 하고 생각하는 사람이 있는가 하면, 100점에서 보고 80점밖에 안 나왔네, 20점이나 틀렸구나, 하고 괴로워하는 사람이 있다.

똑같은 상황에서 누구에겐 즐거운 일이 누구에겐 나쁜 일로 받아들인다. 호흡 명상을 하게 되면 자신의 맨 밑바닥을 보게 된다. 한줄기 호흡에 매달려 사는 스스로를 보고, 호흡에 살고 호흡에 죽는 자신을 알게 된다. 그래서 자신이 완벽하다고 생각하는 무언가에 집착하고 그것 때문에 괴로워하는 어리석은 자신을 알게 된다.

아랫배부터 호흡을 채워가면서 맨 아래부터 채워가는 희열과, 충만감을 느끼고 호흡할 때 마다 끊임없이 솟아오르는 행복감을 느낀다. 그리고 숨이 나갈 때 시원하게 비우는 행복감도 느껴서, 완벽주의같이 마음을 시리게 하는 마음의 때를 씻어내어 마음이 평안해진다.

§ 마음의 안정

마음이 들뜨거나, 흥분되거나, 긴장될 때는 대부분 자신도 모르게 호흡이 얕아진다. 그리고 기가 위로 올라가서 어깨에 잔뜩 힘이 들어가고 뇌가 잔뜩 긴장이 되어 제대로 기능을 발휘하지 못한다. 여러 사람 앞에서 발표를 해야 할 때 들뜨거나, 흥분되거나, 긴장되어서 발표를 어떻게 했는지 모르게 떨다가 연단에서 내려온 경우는 많은 사람들이 경험하는 경우다.

명상 지도 강사뿐 아니라, 스피치 지도 강사를 겸하는 필자는 수강생들에게 복식호흡과 호흡 명상을 지도한다. 복식호흡이나 호흡 명상을 하면 어깨에서 힘을 빼게 되고 호흡이 깊어져 마음이 안정되어 평안해진다. 그리고 발표에 대한 걱정보다는 발표에 보다 집중하게 되어 발표도 더 잘하게 된다.

§ 늘 행복감을 준다.

　호흡 명상은 언제 어느 때나 간편하게 할 수 있다. 그래서 바쁜 일과 중에도 틈틈이 누구나 할 수 있다. 호흡 명상을 하게 되면 아랫배가 부풀어 오르고 들어갈 때, 즉 숨이 들어가고 나가면서 기쁨과 희열과 충족감, 행복감을 느낀다.

　그런데 중요한 것은 이 호흡이라는 것이 특별한 때만 하는 것이 아니라 늘 하고 있다는 것이다. 그래서 호흡 명상을 통해서 일상을 기쁨과 희열과 충족감, 행복감을 느낄 수 있다. 일에 쫓겨, 감정에 사로잡혀 호흡의 행복감을 잊었다가도 바로 호흡 명상을 통해서 행복감을 느낄 수 있다. 호흡이 즐거우면 만사가 즐겁고 호흡이 평안하면 만사가 평안하다.

§ 호흡 명상은 모든 명상의 기본이다.

　호흡 명상은 가장 기본이면서 호흡 명상만으로도 해탈의 경지에 오를 만큼 강력한 명상이다. 여러 가지 명상이 있지만 그중에서도 가장 단순하면서 많은 것을 내포하고 있는 명상이 호흡 명상이다. 호흡 명상만으로도 알아차림 명상을 할 수 있다. 호흡에 따른 숨을 살피고, 몸을 살피고 마음을 살피기도 한다. 또한 의식을 호흡 하나로 채워, 하나로 삼매에 들어갈 수 있는 강력한 수단이 되기도 한다.

　떨어지는 낙엽을 보고 대자연의 이치를 통찰하듯 호흡 명상 한 가지만으로도 해탈에 이르는 깨달음을 얻을 수 있다.(눈을 뜰 수 있다) 호흡 명상을 통해서 해탈의 맛을 볼 수 있다.(물론 알아차림 명상, 사유 명

상, 계율 명상, 파워 명상 등등을 통해서 서서히 해탈로 벗어나야 한다)

　이 생명의 벗님들이여!

　호흡 명상을 통해서 절대평등, 절대자유, 절대평안, 절대행복에 눈떠라!

　그리고 스스로 행하여, 스스로 벗어나 참된 이치와 하나 되어 해탈하여 영원한 생명을 누려라!

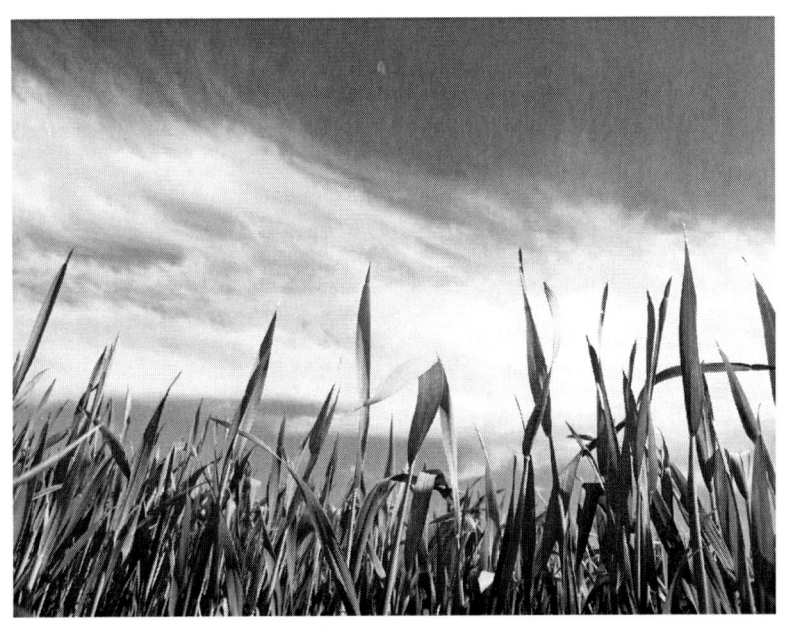

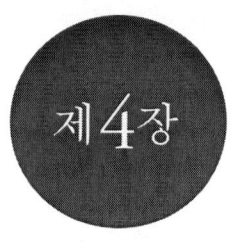

제4장

명상법2 - 무념무상 명상

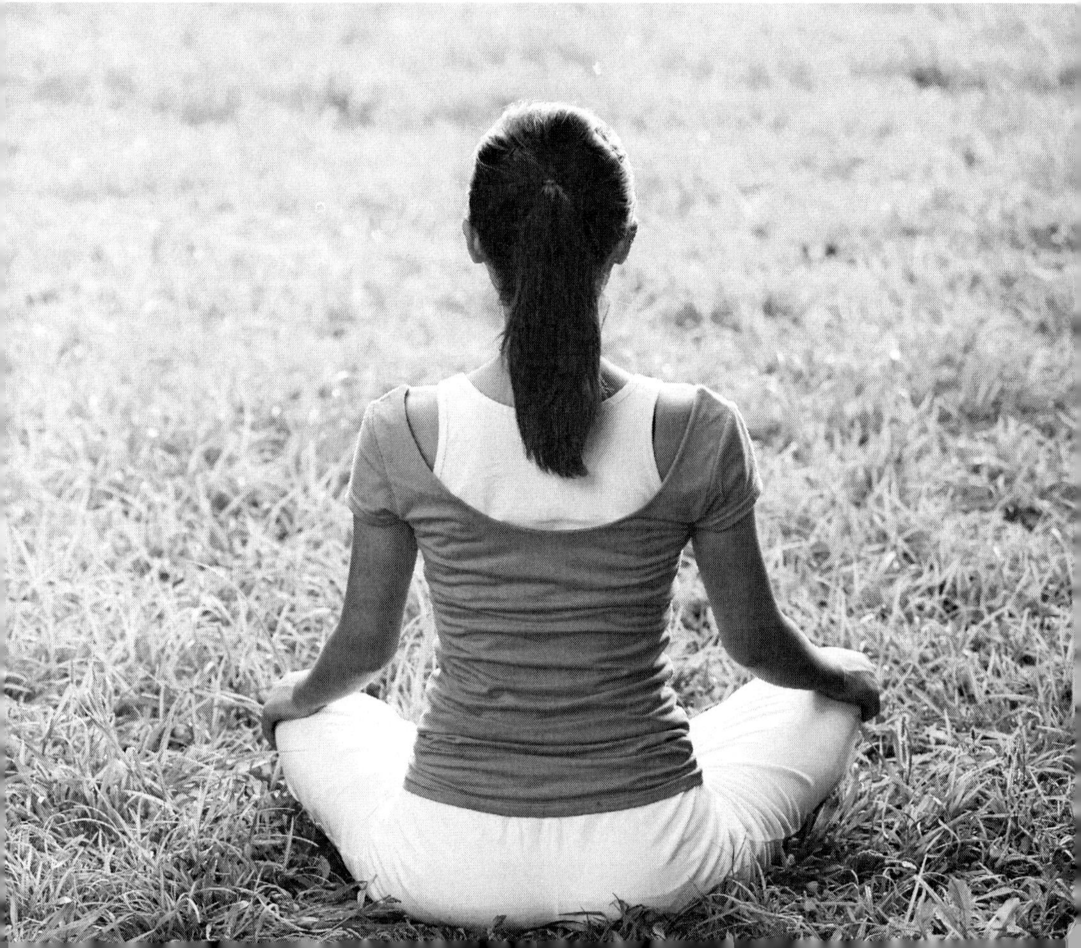

1. 무념무상 명상이란? ✽

작업대(의식)를 다 비우는 것을 말한다. 보통 삼매에는 '무념무상 삼매'와 '하나로 삼매'가 있는데 '하나로 삼매'는 의식 안에 한 가지로 채워, 한 가지만 집중한다. 예를 들어 행위 명상의 경우 행위 한 가지에 의식을 집중하는 것을 말한다. 이에 비해 '무념무상 삼매'의 무념무상 명상은 의식 안을 모두 비우는 것으로 뇌의 대부분 기능이 쉬는 것이다.

어떠한 잡념, 어떠한 감각의 느낌도 없는 청정무구 상태의 의식으로 가장 평안하고, 가장 가볍고, 가장 자유롭다. 모든 시공, 모든 틀, 모든 상, 모든 집으로부터 벗어난 절대자유와 절대평안을 느낀다. 무념무상과 알아차림은 모든 명상의 기본이다. 동양화의 여백처럼.

2. 무념무상 명상의 실습 I ✽

기본 명상 자세에서 먼저 호흡 명상을 한다. 호흡 명상 실습 4번을 한 후 아랫배에 숨이 들어오고 나감을 살피고 집중한다. 호흡 명상에 잘 집중이 되어 잡념과 몸의 감각을 느끼지 못 할 때 그 상태에서 점점 의식에서 호흡에 대한 느낌을 비워 무념무상의 상태로 접어든다. 즉, 텅 빈 상태로 접어든다.

강을 건넜으면 배를 버려야 하듯이 숨을 느끼는 것도 무념무상 명상으로 들어가는 데 더 이상 필요가 없고 오히려 방해가 된다. 무념무상 상태에 이르는 동안 잡념이나, 몸 감각의 느낌이 의식을 오염시키려 끼어들면 다시 호흡에 의식을 집중하여 의식 안을 호흡 하나로 채웠다가 오염시키려 끼어들던 잡념과 느낌을 의식에서 씻어 낸다. 다시 의식이 깨끗이 비워지면 무념무상 명상에 들어간다.

　무념무상의 상태에 들어가 있는 동안에도 잡념이나, 몸 감각의 느낌이 의식을 오염시키려 끼어들면 다시 호흡에 의식을 집중하여 의식 안을 호흡 하나로 채웠다가 오염시키려 끼어들던 잡념과 느낌을 의식에서 씻어 낸다. 무념무상 상태에서 처음엔 무념무상의 상태를 유지하기 힘들게 잡념이나, 몸 감각의 느낌이 의식을 오염시키려 끼어들지만 오랫동안 수행하면 점점 쉽게 무념무상 삼매에 들어가고, 무념무상 삼매를 원하는 대로 오랫동안 유지할 수 있다.

3. 무념무상 명상의 실습 2 🌿

　기본 명상 자세에서 바로 무념무상 명상으로 들어가는데 무념무상의 상태에 들어가기 힘들게 잡념이나, 몸 감각의 느낌이 의식을 오염시키려 끼어들 것이다. 그래서 기본자세에서 만트라를 외우며 무념무상 상태로 접어들도록 유도해야 한다.

　만트라는 일종의 주문으로서 뜻이 있어도 좋고, 뜻이 없어도 상관없다. 만트라는 소리가 나게 외워도 좋고 소리 나지 않게 속으로 외워도 좋다. 만트라는 너무 길지 않고 짧은 것이 나중에 무념무상 상태로 접어드는 데 유리하다. 그리고 단순한 것이 좋다. 필자는 '자연으로' 또는 '참된 이치' 또는 '무념무상' 등 한 가지만을 속으로 외운다.

　이렇게 만트라 하나로 작업대(의식)를 채우다가 서서히 무념무상 상태로 옮겨가는데 강을 건넜으면 배를 버려야 하듯이 만트라를 외우는 것도 무념무상 명상으로 들어가는 데 더 이상 필요가 없고 오히려 방해가 된다.

무념무상 상태에 이르는 동안 잡념이나, 몸 감각의 느낌이 의식을 오염시키려 끼어들면 다시 만트라에 의식을 집중하여 의식 안을 만트라 하나로 채워 오염시키려 끼어들던 잡념과 느낌을 작업대(의식)에서 밀어낸다(씻어 낸다). 다시 의식이 깨끗이 비워지면 무념무상 명상에 들어간다.

무념무상의 상태에 들어가 있는 동안에도 잡념이나, 몸 감각의 느낌이 의식을 오염시키려 끼어들면 다시 만트라로 의식 안을 만트라 하나로 채워 오염시키려 끼어들던 잡념과 느낌을 의식에서 씻어낸다.

처음엔 무념무상의 상태를 유지하기 힘들게 잡념이나, 몸 감각의 느낌이 의식을 오염시키려 끼어들지만 오랫동안 수행하면 점점 쉽게 무념무상 삼매에 들어가고, 무념무상 삼매를 원하는 대로 오랫동안 유지할 수 있다.

*수행을 많이 해서 수행이 깊으면 호흡 명상이나 만트라 없이도 바로 무념무상 명상으로 들어갈 수 있다.

4. 무념무상 명상의 좋은 점

§뇌를 쉬게 하는 역할을 한다.

생각, 감각으로부터 들어오는 정보 등등으로부터 자유롭게 뇌를 쉬게 한다. 무념무상 명상에 들어가면 뇌가 의식은 있으되 마치 수면 상태에 들어간 것처럼 된다. 수면 상태에서는 의식이 활발하게 활동할 때 생긴 피로가 사라지고 새로운 활력이 복원된다.

그 과정을 느끼게 되는데 희열감이 있고, 무념무상 명상 후엔 머리가 개운하고 의식이 명료해진다. 바쁜 일상 속에서 지친 머리를 틈틈이 무념무상 명상으로 쉬게 해주어라. 많은 정보를 머릿속에 기억해야 하는 수험생, 정신적인 일에 종사하는 사람들에게 특히 권하고 싶다.

§ 집중력이 좋아진다.

　무념무상 명상에 들어가면 의식을 비워서, 의식이 깨끗해져서 명상을 마친 후 의식이 명료해져 학습, 행위, 작업 등 주의 집중에 상당한 효과가 있다.

　필자는 25년 전 대학교 다니던 시절에 검도를 한 적이 있었는데 검도체육관 관장님이 검도를 시작하기 전에 꼭 10분가량 명상을 했다. 그때 어떻게 명상하라고 자세하게 가르쳐주지는 않았지만 그냥 눈을 감고 있는 것만으로도 검도에 임하기 전에 마음을 가라앉히기에 충분했다. 하지만 더 집중력을 높이기를 하려면 무념무상 명상으로 마음을 텅 비워야 한다.

　어떤 일을, 어떤 행위를 하든지 보다 집중력 있게 하고 싶으면 무념무상 명상을 하라. 그러면 일상에서도 마음을 비우고 하는 일에 좀 더 집중을 할 수 있다.

§ 몸과 마음이 이완된다.

　무념무상 상태는 모든 고민, 생각, 신경으로부터 마음을 격리시키는 역할을 한다. 그래서 마음이 가볍게 되고 마음이 깨끗해져서 오염되고, 찌들었던 마음이 사라지고 태어날 때 깨끗한 마음처럼 된다. 마음이 최대한 이완되면서 몸도 마음으로부터 해방된다. 그래서 몸도 매우 편안한 상태가 된다.

　필자는 언젠가 무념무상 명상을 얼마 동안 집중해서 한 적이 있는데 그 후에 얼굴이 가렵고 느낌이 이상하여 거울을 보니 눈가에 주름이 펴져 주름이 많이 사라진 것을 보았다. 어떤 작용으로 왜 그런지는 모르겠다. 하지만 그것은 사실이다. 그리고 여러분도 무념무상 명상을 하기 전과 하고 나서 몸의 유연성을 살펴보라. 뻣뻣한 몸이 많이 유연해짐을 느낄 것이다.

§ 고정관념, 틀, 상에서 자유로워진다.

무념무상 명상에 들어가면 모든 것으로부터 벗어나는데 모든 시공, 모든 틀, 모든 상, 모든 집으로부터 벗어난 절대자유와 절대평안을 느낀다.

물고기도 물에서 물 밖으로 나와 봐야 물의 존재를 더 잘 느끼듯이 사람도 자신의 틀, 자신의 관념, 자신을 둘러싼 모든 것으로부터 벗어나 봐야 자신의 틀, 자신의 관념, 자신을 둘러싼 모든 것을 더 잘 느끼게 된다.

그래서 알게 모르게 세뇌된 틀과 고정관념으로부터 벗어날 수 있는 계기가 무념무상 명상이다. 무념무상 명상으로 들어가고 나오면서 그것들을 느끼고 알게 된다.

자신이 무엇에 갇혔는지 느끼고 싶은가. 그렇다면 무념무상 명상으로 벗어나 보라! 많은 것을 느끼리라.

§ 무한한 창의력이 생긴다.

무념무상 명상에 들어가면 모든 것으로부터 벗어나는데 모든 시공, 모든 틀, 모든 상, 모든 집으로부터 벗어난 절대자유를 느낀다. 무념무상에는 고정된 것이 없다. 그래서 무념무상 명상이 일상에 녹아들면 주체할 수 없을 만큼 많은 아이디어가 떠오른다. 빈 곳은 무엇인가 들어와 채우려는 성질이 대자연의 법칙이다. 무엇으로 꽉 차 있으면 새로운 것이 들어오지 못한다.

무언가 얻고 싶은가? 그렇다면 먼저 깨끗이 비워라. 산다는 것은 어쩌면 고정관념이라는 색안경을 쓰고 사는 것과 같다. 일상에서 그 색안경을 쉽게 벗어던져 버릴 수 있을 것 같지만 그렇지 않다. 고정관념은 마치 땅처럼 그대를 받쳐 주고, 유지시켜 주니까. 하지만 무념무상 명상에 들어가면 모든 것으로부터 벗어나는데 그때 고정관념에서 벗어난 새로운 것이 많이 창조된다. 막상 무념무상 명상에 들어가면 아무것도 느끼지 못하지만 필자도 무념무상삼매에 들어가거나 나오는 순간 상상도 못한 아이디어가 떠오르기도 한다.

일상에서 무념무상 명상이 녹아 있으면 무한한 창의력이 생긴다. 손안에 무언가 쥐고 있으면 다른 것을 집을 수 없다. 손 안을 비우듯이 마음을 비워라

§ 마음의 병을 치료한다.

무념무상 명상에 들어가면 모든 것으로부터 벗어나는데 모든 시공, 모든 틀, 모든 상, 모든 집으로부터 벗어난 절대자유와 절대평안을 느낀다. 그리고 무념무상 명상을 마치고 현실로 돌아왔을 때 자신을 옥죄었던 육신과 운명으로 인한 감정들의 허망함과 덧없음을 알아 그것들로부터 벗어나고, 이겨낼 수 있는 힘이 생긴다.

실제로, 필자도 적지 않은 삶의 고통 속에서 너무나 힘겨울 때 무념무상 명상으로 들어가 힘을 얻고 잔인한 운명을 하나하나 넘겼다.

참된 이치, 참된 생명, 영원한 생명을 느껴보고 싶으면 무념무상으로 벗어나라. 자연에서 온 육신이 오염되어 병들면 자연으로 돌아가 치료하듯이, 참된 이치에서 온 생명이 병들면 참된 이치로 돌아가 치료하는 것은 당연한 이치다.

§ 매너리즘에서 벗어난다.

삶은 순간의 연속이다. 연속성 있는 삶은 일정한 패턴을 만들고 그 패턴은 삶을 단순하게 느끼게 만든다. 이러한 것들이 매너리즘이나, 권태로움에 빠지게 만든다. 어떤 사람은 그 단순함과 권태로움 때문에 괴로움을 느끼다가 그것이 쌓이면 우울해지고 나중엔 자살에 이르기도 한다.

무념무상 명상은 이러한 삶의 패턴을 끊어주는 역할을 한다. 일정한 의식의 패턴을 끊어주고, 변화를 주어 삶의 신선한 청량제 역할을 한다. 지금까지 봐왔던 삶에 대한 시각에서 전혀 새로운 삶을 볼 수 있는 계기를 제공한다. 그대의 삶이 권태로운가? 그렇다면 무념무상 명상으로 벗어나라!

§ 절대평등을 누린다.

대중목욕탕에 들어가면 옷이나 액세서리를 벗기 전엔 사람의 귀천이나 권위 등등이 서로 다름을 느끼지만 옷이나 액세서리를 다 벗고 알몸이 되면 귀천이나 권위 등등이 사라져 모두 평등하게 느껴진다.

이처럼 무념무상 명상에 들어가면 스스로를 싸고 쌌던 껍데기들이 하나하나 벗겨지고 텅 빈 스스로가 느껴진다. 거기엔 평등밖에 없다. 불평등을 느낄 대상이나, 상대적 평등을 느낄 대상이 없다. 오직 평등한 스스로만 있을 뿐이다. 무념무상 명상에 들어가면 절대평등을 누린다.

§ 절대자유를 누린다.

찰나에 뒤집어쓴 육신과 운명, 그것들로 인한 세뇌들, 어리석음, 사악함, 나와 우리라는 관념, 족벌, 관계, 국가, 민족, 허망한 종교, 관념, 모든 집 등등 이 모든 것에 길들여지고 갇혀 사는 사람들은 상대적인 자유만을 누릴 뿐 절대적 자유를 누리지 못한다.

그래서 절대자유에 눈뜨지 못한 대부분의 사람은 나와 우리라는 관념, 족벌, 관계, 국가, 민족, 허망한 종교, 관념, 모든 집 등등 이 모든 덧없고 허망한 껍데기를 통해서만 자유를 찾으려고만 매달리고 집착한다. 그래서 돈을 벌려고 아등바등하고, 권능을 더 쥐려고 아등바등하고, 남을 이기려고 아등바등하다가 육신을 벗는다. 그러니 그들은 상대적 자유만 느낄 뿐이다.

상대적 자유는 덧없어서 허망하고 괴롭다. 하지만 무념무상 명상에 들어가면 모든 것으로부터 벗어나는데 모든 시공, 모든 틀, 모든 상, 모든 집으로부터 벗어난 참된 생명으로서 느끼고 누리는 절대자유를 누리는데, 어떤 대상을 통해서 느끼는 자유나, 어떤 대상 안에서 느끼는 자유나, 어떤 대상으로 누리는 자유가 아니기 때문이다. 어떤 대상이 있고 없고를 떠난 변하지 않는 자유다. 그러므로 영원한 절대자유를 누릴 수 있다.

§ 절대평안을 누린다.

찰나에 뒤집어쓴 육신과 운명, 그것들로 인한 세뇌들, 어리석음, 사악함, 나와 우리라는 관념, 족벌, 관계, 국가, 민족, 허망한 종교, 관념, 모든 집 등등 이 모든 것에 길들여지고 갇혀 사는 사람들은 상대적인 평안만을 누릴 뿐 절대적 평안을 누리지 못한다.

그래서 절대평안에 눈뜨지 못한 대부분의 사람은 나와 우리라는 관념, 족벌, 관계, 국가, 민족, 허망한 종교, 관념, 모든 집 등등 이 모든 덧없고 허망한 껍데기를 통해서만 평안을 찾으려고만 매달리고 집착한다. 그래서 돈을 벌려고 아등바등하고, 권능을 더 쥐려고 아등바등하고, 남을 이기려고 아등바등하다가 육신을 벗는다. 그러니 그들은 상대적 평안함만 느낄 뿐이다.

상대적 평안은 덧없어서 허망하고 괴롭다. 하지만 무념무상 명상에 들어가면 모든 것으로부터 벗어나는데 모든 시공, 모든 틀, 모든 상, 모든 집으로부터 벗어난 참된 생명으로서 느끼고 누리는 절대평안을 누리는데, 어떤 대상을 통해서 느끼는 평안이나, 어떤 대상 안에서 느끼는 평안이나, 어떤 대상으로 누리는 평안이 아니기 때문이다. 어떤 대상이 있고 없고를 떠난 변하지 않는 평안이다. 그러므로 영원한 절대평안을 누릴 수 있다.

§ 절대행복을 누린다.

찰나에 뒤집어쓴 육신과 운명, 그것들로 인한 세뇌들, 어리석음, 사악함, 나와 우리라는 관념, 족벌, 관계, 국가, 민족, 허망한 종교, 관념, 모든 집 등등 이 모든 것에 길들여지고 갇혀 사는 사람들은 상대적인 행복만을 누릴 뿐 절대적 행복을 누리지 못한다.

그래서 절대행복에 눈뜨지 못한 대부분의 사람은 나와 우리라는 관념, 족벌, 관계, 국가, 민족, 허망한 종교, 관념, 모든 집 등등 이 모든 덧없고 허망한 껍데기를 통해서만 행복을 찾으려고만 매달리고 집착한다. 그래서 돈을 벌려고 아등바등하고, 권능을 더 쥐려고 아등바등하고, 남을 이기려고 아등바등하다가 육신을 벗는다. 그러니 그들은 상대적 행복만 느낄 뿐이다.

상대적 행복은 덧없어서 허망하고 괴롭다. 하지만 무념무상 명상에 들어가면 모든 것으로부터 벗어나는데 모든 시공, 모든 틀, 모든 상, 모든 집으로부터 벗어난 참된 생명으로서 느끼고 누리는 절대행복을 누리는데, 어떤 대상을 통해서 느끼는 행복이나, 어떤 대상 안에서 느끼는 행복이나, 어떤 대상으로 누리는 행복이 아니기 때문이다. 어떤 대상이 있고 없고를 떠난 변하지 않는 행복이다. 그러므로 영원한 절대 행복을 누릴 수 있다.

참된 이치인 절대평등, 절대자유, 절대평안에 눈떠 절대행복으로 벗어난 사람은 해탈한 존재이고, 적멸한 존재이고, 영원히 벗어난 존재이다.

덧없고 허망한 육신과 운명은 눈떠 벗어난 이를 어쩌지 못하리라! 마치 허공을 향해 던진 그물처럼.

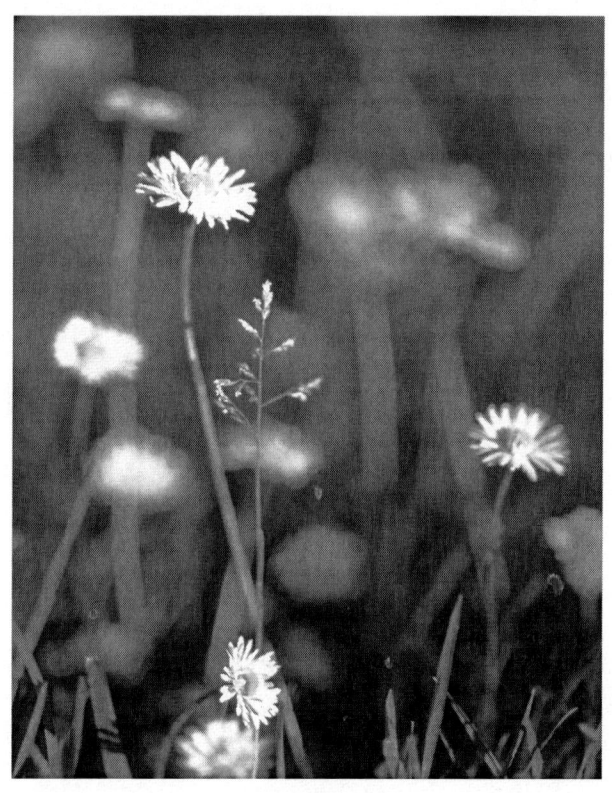

10분

영혼 운동법

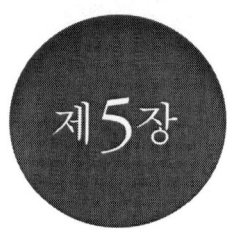

제5장

명상법3 - 알아차림 명상

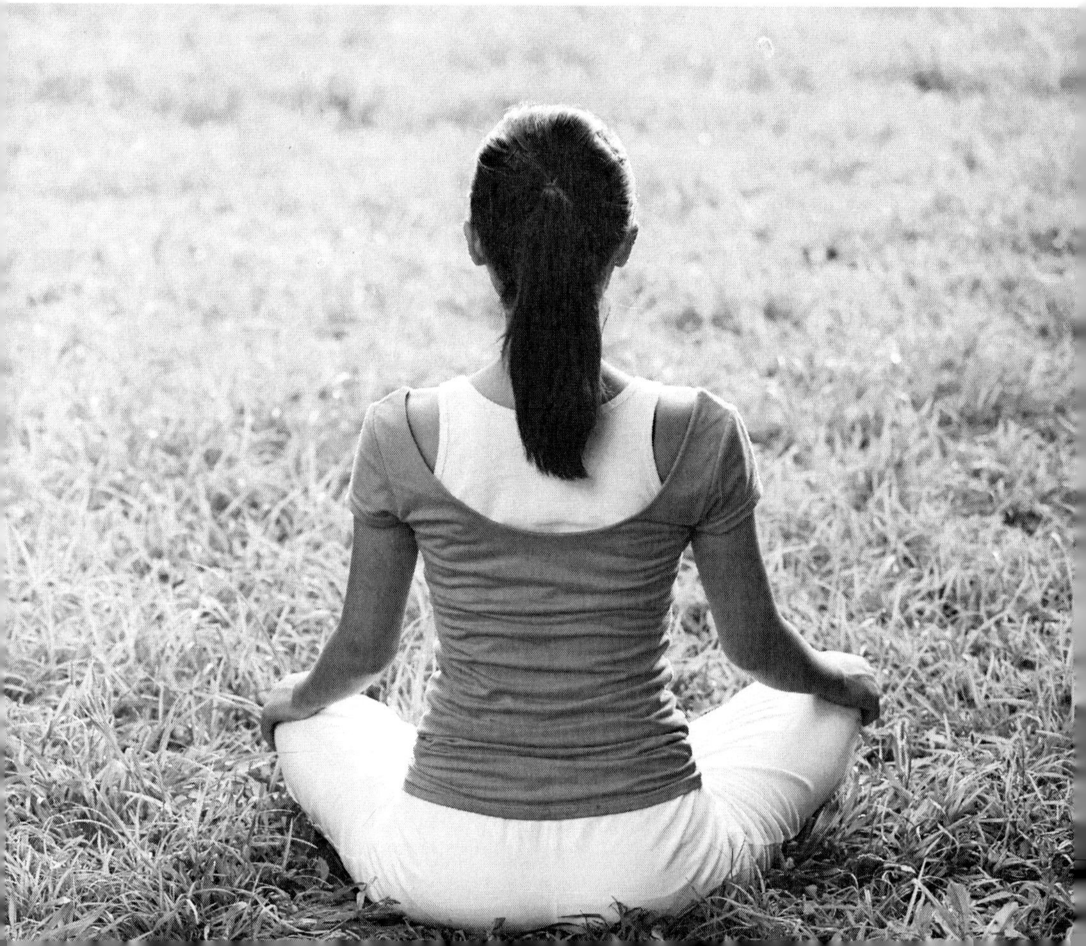

I. 알아차림 명상이란? 🌾

알아차림 명상은 몸, 생각, 행위, 감각, 감정, 마음, 세뇌된 것, 관념, 인지, 인식 등등 자신과 외부의 모든 것을 스스로가 주의하여 살피고 알아차리는 것을 말한다.

흔히 몸, 생각, 행위, 감각, 감정, 마음, 세뇌된 것, 관념, 인지, 인식 등등을 '나'라고 여기고 그것들 안에서, 그것들로 살다가 죽는다. 아주 가끔 이것들을 주관하는 스스로에 대해서 생각하고, 느끼곤 하지만 오래 지속되거나 자주 하진 못한다. 왜냐하면 평생을 껍데기인 '나'라는 관념 속에서 헤어나지 못하기 때문이다.

알아차림 명상의 포인트는 첫째, 스스로를 알아차리는 것과 객체들(감정, 감각, 행동, 생각, 관념 등등)을 알아차리는 것이다.

그러기 위해선 둘째, 스스로와 객체를 분리시키는 것이다. 지금껏 우리는 스스로와 객체를 분리시켜 보지 못하고 스스로가 객체에 갇혀 객체가 곧 스스로라는 착각으로 살아왔다.

그래서 감정에 갇혀 감정의 노예가 되어 감정이 스스로라고 착각으로 살아왔고, 감각에 갇혀 감각의 노예가 되어 감각이 스스로라고 착각으로 살아왔고, 행동에 갇혀 행동의 노예가 되어 행동이 스스로라고 착각으로 살아왔고, 생각에 갇혀 생각의 노예가 되어 생각이 스스로라고 착각으로 살아왔고, 관념에 갇혀 관념의 노예가 되어 관념이 스스로라고 착각으로 살아왔다.

알아차림 명상은 의식의 근본, 의식의 뿌리, 의식의 최상위에서 의식을 주관하는 스스로를 느끼고, 스스로를 찾고, 스스로를 알아 스스로가 몸, 생각, 행위, 감각, 감정, 마음, 세뇌된 것, 관념, 인지, 인식 등등 자신과 외부의 모든 것을 주의하여 살피고 알아차리는 것을 말한다.

동양화의 여백처럼 알아차림 명상은 모든 명상의 밑바닥이다. 삼매에 들어갈 때는 알아차림이 사라지지만 삼매에서 나오는 순간 알아차린다. 알아차림은 스스로가 주관하는 것이다.

호흡 명상에서도 호흡의 느낌을, 행위 명상에서도 행위의 알아차림도 모두 스스로가 알아차리는 것이다. 알아차림 명상의 포인트는 행위, 느낌, 마음, 생각, 감정뿐만 아니라 의식 안에 무엇이 있는가, 의식이 무엇에 빠졌는가, 의식을 무엇이 점령하고 있는가, 의식이 무엇을 하고 있는가를 살피고 알아차리는 것이다. 결국 알아차림 명상은 스스로가 스스로를 살피고 알아차리는 것이다.

감정, 감각, 행동, 생각, 관념 등등을 이렇게 스스로와 격리시켜 살피고 알아차리면 지금껏 그 객체들에 갇혀 그것들이 스스로인 양 착각하면서 그것들의 노예가 되어서 살아왔음을 알고 그것들의 노예에서 다시 주인 된 자리로 스스로가 돌아오게 된다.

2. 알아차림 명상 실습 I 🌾

명상의 기본자세에서 호흡 명상에 들어간다. 호흡 명상에 서서히 집중하되 너무 집중하지 말고 천천히 집중하며 들어간다. 그때 원치 않은 잡념이나, 몸의 감각의 느낌이 호흡 명상의 집중(의식의 하나로)을 방해하고 들어온다. 이때 잡념이 들어오는 것을 알아차린다. 잡념이 의식을 지배하면 지배하게 그냥 내버려두고 살핀다. 잡념이 사라지고 호흡 명상에 집중하면 그러한 것을 바로 알아차린다. 또는 호흡 명상에 집중하여 들어갈 때 몸의 감각에서 신호를 보내면(예를 들면 가렵다든지) 느낌을 살피고 알아차린다. 감각이 보내는 느낌으로 작업대

(의식)가 점령당하면 그냥 그것을 살피고 알아차린다. 다시 잡념이 사라지고 호흡 명상에 집중하면 그러한 것을 바로 알아차린다. 세상에 버릴 것은 없다. 잡념도 스스로를 살피고 알아차리는 데 좋은 도구가 되니까 말이다.

호흡 명상에 들어가면서 가려운 감각이 느껴지면 바로(자동적으로) 긁지 말고 감각에서 보내는 신호(신경)가 어떤 경로로 의식의 작업대를 점령하는지 살핀다. 긁지 말고 감각과 분리된 스스로가 살피기만 하라. 그러면서 다시 호흡 명상으로 돌아오라. 그러면 가려운 감각도 사라진다. 그리고 스스로도 감각이 곧 스스로가 아님을 알게 된다.

잡념도 마찬가지다. 호흡 명상에 들어가면서 잡념이 느껴지면 바로(자동적으로) 잡념을 의식에서 밀어내거나 잡념에 몰입하지 말고 잡념이 의식(작업대)을 점령하는 것을 살핀다. 잡념에서 분리된 스스로가 살피기만 하라. 그리고 잡념이 약해져 사라지면서 다시 호흡 명상으로 돌아오라. 그러면 잡념도 사라진다. 그리고 스스로도 생각이 곧 스스로가 아님을 알게 된다.

알아차림 명상 실습 1에서 중요한 것은 스스로가 객체들과 따로 격리되어 지켜보는 것이 중요하다. 즉 감각이나 잡념에 갇혀서 스스로가 감각이 되거나, 생각이 되지 말고 지켜보고 의식이 어떤 것에 어떻게 점령을 당했나를 살피고 알아차리는 것이다. 이렇게 하면 감각, 감정, 생각, 관념, 행위 등등을 살피고 알아차리는 스스로를 느끼게 된다.

나아가서 뒷부분에 있을 파워 명상(다스림 명상), 사유 명상, 계율 명상 등등 진정한 주인으로서 객체를 다스리고 절대평안으로 누리는 주인으로서의 스스로가 된다.

3. 알아차림 명상 실습 2 ✿

명상의 기본자세에서 가슴 앞에 양 손바닥을 맞대게 한다(기도하듯이). 그런 다음 양팔을 크게 벌려 박수를 치는데 아주 천천히 한다. 그러면서 '팔이 움직인다, 팔이 움직인다……' 하고 자신이 팔에 보내는 명령을 알아차리고, 팔의 움직임을 느끼고 '손바닥이 맞닿는다. 손바닥이 맞닿았다' 하고 손바닥이 맞닿음을 느끼고 '손바닥이 떨어진다. 손바닥이 떨어진다.' 하고 손바닥이 서로 떨어짐을 느낀다.

이렇게 천천히 자신의 의도와 행위, 느낌을 살피면 순간순간 단위로 스스로가 몸에 보내는 명령과 행위, 느낌을 알아차릴 수 있다. 태어나서 지금까지 여섯 가지 감각(눈, 코, 입, 귀, 몸, 생각) 때문에 외부의 대상에 빠져 느끼지 못했던 의식과 행위, 느낌의 흐름을 알아차리게 되어 의식과 행위, 느낌이 '나'라는 어리석은 관념으로부터 벗어날 수 있다.

4. 알아차림 명상 실습 3 ✿

이번에는 명상의 기본자세에서 하는 것이 아니라 일상의 삶에서 생각, 행동, 감정, 마음 등등을 살피고 알아차리는 것이다. 시간의 여유가 있을 때 천천히 자신의 의식을 점령하고 있는 것을 살피고 알아차린다.

우린 때때로 감정의 노예가 돼서 스스로를 괴롭힐 때가 많다. 그것으로 인해 삶을 파탄으로 끌고 들어갈 때가 많다. 그것은 스스로 의식을 점령한 감정을 알아차리지 못했기 때문이다.

자신이 무엇에 갇혔는지, 무엇에 점령당했는지, 스스로를 점령한 것들이 얼마나 덧없고 허망한 것들인지 의식하지 못하기 때문이다. 왜냐하면 의식은 그것들로 점령당했고 그대 스스로는 그것을 알아차리지 못하기 때문이다.

시간의 여유가 있을 때 천천히 자신의 의식을 점령하고 있는 것을 살피고 알아차리지만 일상이 바빠 마음에 여유가 없을 땐 최소한 스스로가 지금 무엇이 의식을 지배하고 있는지는 알아차리고 있어야 한다.

화가 나는 상황이 생기면 화에 몰입해서 화에 스스로가 갇히지 말고 화나는 감정이 의식(작업대)을 점령하는 것을 살피고 알아차린다. 스스로가 그런 상황과 의식을 점령하는 기분(감정)을 살피고 알아차리면 감정이 곧 스스로가 아니라는 것을 알게 되고 화에서 벗어나 깨끗한 기분으로 현명하게 대처할 수 있다.

슬픈 상황이 생기면 우울한 감정에 몰입해서 슬픔에 스스로가 갇히지 말고 슬픈 감정이 의식(작업대)을 점령하는 것을 살피고 알아차린다. 스스로가 그런 상황과 의식을 점령하는 기분(감정)을 살피고 알아차리면 감정이 곧 스스로가 아니라는 것을 알게 되고 우울한 감정에서 벗어나 깨끗한 기분으로 현명하게 대처할 수 있다.

이처럼 일상에서 화, 슬픔, 기쁨, 음욕, 즐거움, 쾌락, 혐오, 집착, 불안 등등 감정은 알아차림 명상을 수행하는 데 좋은 실습 재료가 된다. 그리고 그것들이 의식을 지배하려고 할 때 바로 알아차려서 스스로 벗어나 스스로 다스리면 그것들의 노예가 되지 않고 스스로의 주인 된 자리를 잃지 않게 된다.

알아차리는 것은 가능한 최대한 빨리 알아차리는 연습을 한다. 바로 알아차리는 것이 좋다. 그래야 스스로의 삶에서 빗나가는 순간순간을 바로 알아차리고 바로 바로잡을 수 있다. 몸, 생각, 행위, 감각, 감정, 마음, 세뇌된 것, 관념, 인지, 인식 등등에 빠져 알아차림이 늦으면 늦을수록 스스로의 삶에서 멀어지고 괴로움도 늘어가고, 어리석음도 늘어가고, 사악함도 늘어가고, 허망함도 늘어간다.

특히 마음 알아차림은 순간순간 자신의 마음이 어디로 향하는지, 왜 그런지, 올바른지를 바로 알아차리는 것이다. 이처럼, 몸 알아차림, 생각 알아차림, 행위 알아차림, 감각 알아차림, 감정 알아차림, 마음 알아차림, 세뇌된 것 알아차림, 관념 알아차림, 인지 틀 알아차림 등등 알아차려서 스스로를 살피고 알아차리는 것이다.

알아차림 명상으로 알아차린 것은 지혜 명상의 자료가 되면서 파워 명상으로 벗어나야 할 것은 벗어난다. 알아차림 명상은 사람이 태어나면서 죽을 때까지, 더 나아가 삶과 죽음을 넘어서 모든 순간 모든 장소에서 행하는 것이다. 알아차림 명상은 몸, 생각, 행위, 감각, 감정, 마음, 세뇌된 것, 관념, 인지, 인식 등등 자신과 외부의 모든 것을 스스로가 주의하여 살피고 알아차리는 것을 말한다.

명심하라! 알아차림은 그대 스스로다!

그대 스스로가 살아 있음은 알아차림으로 입증되리니.

5. 알아차림 명상의 좋은 점

§ 관찰력이 좋아진다

늘 깨어 있는 알아차림으로 어느 한 순간, 어느 한 상황도 그냥 지나치지 않으므로 명상을 하지 않은 사람에 비해 관찰력이 상당히 높아진다.

삶을 건성건성 사는 사람들, 삶의 진정한 맛을 모르는 사람들, 삶의 담백한 맛을 모르는 사람들, 삶의 위대함을 모르는 사람들, 삶의 진정한 행복을 모르는 사람들, 세뇌된 욕망만을 좇는 사람들, 다른 이들을 자신의 욕망을 채워주는 도구로 생각하는 사람들 등등 스스로를 모르는 사람들은 반드시 알아차림 명상으로 스스로의 참된 삶을 찾아가길 빈다.

알아차림 명상으로 스스로의 몸, 감정, 행위, 마음뿐만 아니라 일상에서 일어나는 모든 일도 알아차림의 대상이 되므로 알아차림 명상을 함으로써 주변에 대한 관찰력도 예리해지고, 풍부해진다.

§ 판단력이 좋아진다

관찰력이 좋아지면 판단력도 좋아진다. 그리고 늘 스스로에 대한 알아차림으로 자신을 둘러싼 대상에 갇히거나, 노예가 되어 휘둘리지 않는다. 우리가 판단을 잘 못할 때는 대부분 무엇엔가 의식이 지배당하고 있고, 그것을 알아차리지 못하기 때문이다. 그래서 그것들로 인해 올바른 판단을 하지 못할 때가 있다.

하지만 알아차림으로 자신의 의식을 지배하고 있는 것을 바로 알아차리고 그것들로부터 벗어나 객관적인 시각으로 볼 수 있는 능력이 생긴다. 또한 판단력이 정확하려면 정보가 풍부하고 정확해야 하는데 알아차림 명상을 생활화함으로써 삶에서 풍부하고 정확한 정보를 얻을 수 있어 예리하고 정확한 판단을 할 수 있다.

§ 화를 바로 다스린다.

우린 가끔 감정의 노예가 되어 삶을 어려운 지경에 이르게 하고, 파탄에 이르게 할 때가 있다. 그중에서 가장 빈번하고, 후회를 많이 하는 것이 바로 화를 내는 거다. 화라는 감정은 자신도 모르는 사이에 자신의 의식을 지배하기도 한다. 의식이 화라는 감정에 쉽게 하나로 점령당하여, 의식으로 스스로의 상태를 알아차리기가 매우 힘들다.

이처럼 화에 점점 깊이 빠져들어 가거나, 그것들이 점령당해 버린 스스로를 느끼지 못한다. 그래서 끊임없이 돌아가는 수레바퀴 같은 삶을 반복하며 살다가 간다.

화도 습관이다. 어떤 사람은 예상치 못했던 일이 발생하거나, 자신에게 닥친 사건이 마음에 들지 않을 때 화부터 내는 사람이 있다, 그런가 하면 어떤 사람은 예상치 못했던 일이 발생하거나, 자신에게 닥친 사건이 마음에 들지 않을 때 전혀 화를 내지 않고 차분하게 자신에게 일어난 상황을 파악하거나, 문제 해결을 위해 노력한다.

똑같은 상황에서 이렇게 다른 반응을 보이는 것은 의식으로 화가 침범하여 화에 점령당한 스스로를 바로 알아차리고 다스리느냐 그렇지 못하느냐에 달렸다. 화를 내서 문제 해결에 좋다면 화를 내야 할 것이다. 그러나 필자가 지금까지 살아오면서 얻은 답은 화는 문제 해결에 별로 도움이 되지 않는다는 것과 오히려 문제를 더 어렵게 만드는 경향이 있다.

예를 들어 아내가 뜬금없이 화를 냈을 때 화가 나서 같이 화를 내면 싸움이 커지고 길어져 며칠, 또는 몇 주 동안 사이가 안 좋아 스스로가 힘들어진다. 하지만 화를 내지 않고 차분히 아내가 화를 내는 이유를 알아보려고 살피거나, 아내와의 문제 해결에 노력한다면 아내와의 분쟁으로 인한 시간 소모와 체력 소모를 막을 수 있고 오히려 원활하고 행복한 가정을 만들어 가는 데 도움이 된다.

또한 화는 스스로의 건강을 해친다. 화를 내면 몸에서 독소가 생기고 그 독소는 몸에 매우 해로운 것으로 알려졌다. 화를 내는 사람의 숨을 모아 응집해서 실험용 쥐의 몸에 투여했더니 실험용 쥐가 바로 즉사했다는 말을 들어봤을 것이다. 그만큼 화를 내면서 생긴 몸의 독소는 자신의 몸을 해친다는 것을 알아야 한다.

예전의 심리학에 관한 책을 보면 화를 내는 것이 건강에 좋다고 한 책들이 많았던 적이 있었다. 하지만 지금은 화를 내는 것이 오히려 자신과 타인에게 좋지 않으며, 화를 다른 방향으로 풀거나, 차분히 문제해결에 초점을 두는 책들이 많다. 그리고 화를 내는 스스로를 살피고 화라는 감정으로부터 스스로를 보호해야 한다. 살다 보면 많은 일이 스스로에게 닥친다. 예상치 못했던 일, 자신의 가치관에 어긋난 일, 감정을 상하게 하는 일 등등 수많은 일이 닥쳐오는 것이 삶이다. 삶이란 어쩌면 이런 일들의 연속인 것 같다. 그때마다 화를 내어 자신과 타인에게 해를 주며 산다면 삶은 고통의 연속이 될 것이다.

늘 깨어 있는 알아차림 명상은 어느 한 순간, 어느 한 상황도 스스로를 놓치지 않고 살피기 때문에 자신이 어느 것에, 어느 정도 빠졌는지 바로 알아차린다. 그래서 그러한 감정의 늪에서 바로 스스로를 구제할 수 있다.

알아차림 명상으로 스스로의 감정을 잘 살피고 좋지 않은 감정이 의식을 점령하여 스스로를 괴로움의 늪으로 끌고 들어가려 할 때 바로 알아차려서 스스로를 구원하자!

§ 중독으로부터 보호해 준다.

필자는 예전에 알코올중독과 흡연 중독에 빠진 적이 있었다. 워낙 술을 좋아하고, 흡연을 좋아하다 보니 나중엔 그것들로부터 지배를 당하는 지경에 이르렀다. 물론 술을 권장하는 사회 문화와 그때 흡연을 당연시하던 사회 문화도 일조했다.

중독에서 벗어나려 했지만 중독의 늪은 질기고 잔인했다. 중독에 이르렀던 내 삶을 살펴보니, 얼마나 깊게 중독의 늪으로 들어왔는지 스스로의 삶에 대해서 전혀 알아차리지 못했다. 깊게 중독되어 있음을 느꼈을 땐 이미 너무 깊이 빠져 있음을 느꼈다. 그때 많은 후회를 했다. 좀 더 일찍 알아차렸으면 몸과 마음이 덜 망가져 좀 더 쉽게 중독에서 벗어날 수 있었을 텐데, 하는 마음에 멍청하게 살아왔던 자신을 원망했던 적이 있다.

어쨌든 난 6년 전에 술을 끊었고, 흡연도 12년 전에 끊었다. 술을 늦게 끊은 이유는 술이 필자가 하는 사업에 도움이 된다는 잘못된 생각에서 끊지 않다가 하는 일에 도움도 안 되고 오히려 중독에 빠진 것을 알았기에 나중에 술도 끊었다.

술과 담배를 끊으면서 느낀 것은 며칠 혹은 몇 달 그것들을 끊었다가 실패한 이유는 아주 작은 것, 아주 사소한 것에 주의를 기울이지 않았기 때문이라는 것이다. 금연의 결심이 무너지는 것은 담배 한 갑 때문이 아니다. 바로 한 모금의 흡연에 무너졌다. 금주의 결심이 무너진 것도 한 병의 술 때문이 아니라 바로 한 모금 마시는 술 때문에 무너졌다.

술을 끊기로 굳게 결심한 사람에게 술 한 병 마시라고 하면 그는 절대 마시지 않을 것이다. 하지만 한 모금만 마시라고 유혹하면 의외로 쉽게 넘어간다. '한 모금인데 뭐' 하는 방심이 금주의 결심을 무너뜨리고 한 모금에 무너진 결심은 그동안 마시지 못했던 술까지 마시게 만들고 다시 중독으로 접어들게 만든다.

그래서 필자는 일상의 모든 생각, 행위, 마음에 주의 집중하였다. 일상에 알아차림 명상을 한 것이다. 어느새 술잔을 들고 있는 스스로, 한 모금인데 뭐 하는 마음이 슬며시 든 마음, 등등 바로 바로 알아차리고 스스로를 다잡아 결국 지긋지긋한 중독에서 벗어났다. 글은 이렇게 쉽게 쓰지만 그때를 생각하면 지금도 아찔하다.

중독이란 어떤 객체를 이용하고 그것으로부터 만족을 얻는데 문제는 그것에 대한 의존성이 점점 높아져서 나중엔 그것의 노예가 되어 그것을 이용하지 못하면 삶이 피폐해져 정상적인 삶을 살 수 없는 것이다.

그 사람이 중독이 되었느냐 되지 않았느냐의 판단은 여러 가지 있을 수 있으나 필자는 이용하는 객체를 스스로 다스려 벗어날 수 있느냐, 없느냐에 달렸다고 본다. 게임을 스스로 판단해서 원하는 시간에 원하는 시간만큼만 할 수 있으면 중독이 아니지만 그렇지 못하고 게임을 하지 않으면 안 될 만큼 스스로 다스리지 못하고, 정해진 시간 이상으로 게임에 끄려간다면 중독으로 봐야 한다.

현대인은 많은 문명의 이기들을 이용한다. 그 문명의 이기들을 스스로 다스리며 원하는 시간, 원하는 만큼만 사용한다면 스스로에게 유익이지만 그렇지 못하고 그 객체에 질질 끌려 다니는 삶이라면 인생을 주인으로 사는 것이 아니라 그 객체의 노예로 사는 것이다.

늘 깨어있는 알아차림 명상은 어느 한 순간, 어느 한 상황도 스스로를 놓치지 않고 살피기 때문에 자신이 어느 것에, 어느 정도 빠졌는지 바로 알아차린다. 그래서 그러한 중독의 늪에서 바로 스스로를 구제할 수 있다.

알아차림 명상으로 스스로의 행위를 잘 살피고 객체가 점점 자신의 의식을 점령하여 스스로의 의식을 객체의 노예로 만들어, 스스로를 괴로움의 늪으로 끌고 들어가려 할 때 바로 알아차려서 스스로를 구원하자!

§ 망상으로부터 벗어나게 해준다.

우린 종종 종교의 망상에 빠진 이들이 너무나 끔찍한 일을 저지르는 것을 매스컴을 통해서 접하곤 한다. 세상에 알려지고 알려지지 않은 사건들을 기술해 보면 끝이 없이 많다. 처음부터 그렇게 사악해진 사람은 별로 없다. 자신이 무언가에 세뇌되고, 세뇌된 그것에 길들여지고 갇혀서 그것의 노예가 되어 점점 빠져드는데 망상은 더 빨리, 더 깊이 빠지게 도와주는 역할을 한다. 현실에서 점점 멀어지고 자신이 만든 망상에 빠져들어 가는 스스로를 알아차리지 못하고 어리석어지고 사악해지는 스스로를 알아차리지 못한다.

알아차림 명상은 몸, 생각, 행위, 감각, 감정, 마음, 세뇌된 것, 관념, 인지, 인식 등등 자신과 외부의 모든 것을 스스로가 주의하여 살피고 알아차리는 것을 말한다. 알아차림 명상은 지금(now), 여기(here)에 있는 스스로를 살피고 알아차리는 것이다.

그래서 알아차림 명상을 하면 스스로가 어느 지경, 어느 상황에 처해 있는지 바로 바로 자각한다. 그리고 의식이 스스로에서 얼마나 멀리 가 있는지도 바로 알아차리게 된다. 그래서 잠시 빗나간 망상에서 벗어나 바로 현실(now and here)로 돌아오게 된다.

필자가 어느 날 밤에 악몽을 꾼 적이 있었다. 한국전쟁에 북한군과 전투하는 현장에 필자가 있었고 내가 속한 남한군은 겨우 10여 명뿐인데 북한군을 1,000명이 넘게 있었다. 그래서 우린 도망쳤고 북한군은 끈질기게 우리를 추격했고 우린 아슬아슬하게 도망쳤다. 악몽을 꿔본 사람은 알지만 정말 오금이 저린다.

그런데 놀라운 일이 벌어졌다. 악몽에 시달리는 그 순간 이건 꿈이야, 하고 알아차리는 것이었다. 그러면서 '그렇지, 난 한국 전쟁 때 살지 않았잖아' 이렇게 해서 바로 꿈에서 깨어났다. 참 신기했다. 꿈속에서 꿈을 알아차리고 꿈에서 바로 깨어 벗어난다는 것이 참 신기했다.

알아차림 명상은 앞에서 서술했듯이 사람이 태어나면서 죽을 때까지 모든 순간에 하는 것이다. 명심하라! 알아차림을 놓칠 때 스스로를 놓친다.

§ 자기 관리를 잘한다.

사회생활을 하는 데 제일 중요한 것이 바로 자기 관리다. 어쩌면 사회생활 뿐 아니라 스스로에게도 자기 관리는 매우 중요한 사항이다. 주변에서 자기 관리를 잘못해서 뛰어난 재능을 갖고 있음에도 불구하고 결국 스스로 무너지는 것을 심심치 않게 본다.

피눈물 나는 노력으로 연기자로서 빛을 볼 때쯤 자기 관리를 잘못해서 연기자의 길에서 도중하차하는 연기자도 있고, 어느 정치인은 천신만고 끝에 중요한 자리에 오를 때쯤 발언을 잘못해서 그것이 문제가 되어서 정치 생명이 끝나는 경우도 많이 본다. 한순간의 실수로 비롯된 것일 수도 있고, 조금씩 모르는 사이에 실수가 쌓여서 나중에 드러날 때쯤엔 수습을 할 수 없는 경우도 있다.

알아차림 명상으로 스스로의 감정, 행위, 마음을 잘 살펴서 일상에 알아차림 명상이 녹아들어 가면 실수를 적게 하고, 자신의 의도와 다른 행위를 하지 않게 된다. 그리고 순간 실수를 해도 바로 알아차려 더 이상 실수가 커지지 않도록 하고 잘 수습할 수 있다.

§ 자신을 객관화한다.

같은 실력이면, 바둑을 두는 사람보다 옆에서 구경하는 사람이 수를 더 잘 본다. 그 이유는 바둑을 두는 당사자는 자신의 것만 보는 경향이 있다. 그런데 옆에서 구경하는 사람은 당사자가 아니므로 객관적 입장에서 이쪽과 저쪽의 판세와 수를 볼 수 있다. 그래서 바둑을 두는 당사자보다 오히려 많은 수를 알게 된다.

일상에서도 마찬가지다. 필자는 예전에 친구들의 애정 문제(이성 문제)를 많이 상담하고 충고를 해준 적이 있었다. 그때마다 느꼈던 것은 고민하는 친구들이 너무 답답하다는 것이다. 왜 그렇게 바보처럼 행동하는지, 옆에서 보기에 안타까웠다.

그러다가 나도 연애를 하게 되었는데 나 역시 나에게 상담하러 온 친구들처럼 행동하였고, 고민하였고, 괴로워했다. 나도 어느새 친구에게 고민을 털어놨고 그 친구는 내가 예전에 그 친구에게 해주었던 말을 나에게 똑같이 했다. 결국 자신을 객관화시키지 못하고 자기의 감정에 갇혀서 자신을 제대로 보지 못하고 올바른 판단을 하지 못해서 생기는 문제다.

알아차림 명상으로 자신의 감정, 행위, 마음을 잘 살피게 되는데 이것은 스스로를 제3자의 시각으로 살피고, 알아차리고, 판단하게 된다. 그래서 자기감정에 빠져 헤어나지 못한다거나, 판단을 잘못하여 자신을 어리석게 만드는 파국으로 치닫는 것을 막아준다.

§ 재정 파탄을 막는다.

한 가정의 경제가 파탄이 나거나, 한 기업의 재정이 파탄이 나서 잘나가던 가정, 잘나가던 기업이 파탄이 나는 경우를 종종 보게 되는데 대부분 수입과 지출의 재정을 잘 살피고 알아차리지 못해서 나중에 적자가 늘어나고 빚이 늘어나서 위태로운 지경에 이르게 된다.

알아차림 명상으로 스스로의 감정, 행위, 마음을 잘 살피고 알아차리듯이 가정에서도 항상 수입과 지출을 살피고 알아차리면 적자가 늘어나고 빚이 늘어나서 위태로운 지경에 이르게 되는 상황을 미리 막을 수 있다. 평소 알아차림 명상으로 스스로를 잘 살피고 알아차려서 행동하는 사람은 자신과 자신이 주관하는 집단의 재정을 어렵게 하지 않는다.

§ 삶의 참맛을 진하게 느낄 수 있다.

사람의 인생 80년으로 봤을 때, 잠을 자는 데 약 25년을 쓰고, 일하는 데 약 16년을 쓰고, 공부하는 데 약 8년을 쓰고, 길에서 왔다 갔다 낭비하는 데 몇 년……. 이렇게 저렇게 하면 순수하게 스스로를 위해서 쓰는 시간은 얼마 되지 않는다. 그래서 인생은 참 짧게 느껴진다. 꽤 많이 산 것 같은데도 막상 뒤 돌아보면 어린 시절이 엊그제같이 느껴진다. 세월이 허망하게 빨리 지나간 것은 스스로의 느낌으로 살았다기보다는 일상의 삶에 쫓겨서 스스로를 잃어버리고, 삶의 맛을 온전히 느끼지 못해서다.

알아차림 명상으로 스스로의 감정, 행위, 마음을 잘 살펴서 일상에 알아차림 명상이 녹아들어 가면 스스로와 일상의 참맛을 놓치지 않고 온전히 느끼면서 살 수 있다. 정해진 한평생의 수명에 많은 추억을 채우는 것은 정신없이 도망가는 세월에 코뚜레를 채워 잡아당기듯이 삶을 느긋하게 온전히 느끼며 살아가도록 도와준다.

생은 수명이 길다고 오래 산 것이 아니다. 단 하루를 살아도 스스로를 느끼며, 스스로의 삶을 느끼며, 스스로가 사는 삶을 알아차리고 누리는 것이 진정한 삶이다. 그저 바쁜 와중에 배가 고프니까, 끼니를 때우기 위해 밥을 먹는다면, 그것은 삶의 참맛을 느끼는 것이 아니다. 먹는 밥의 소중함을 알아차리고, 음식이 어디서 왔는가를 알아차리고, 음식의 맛을 온전히 알아차리면서 먹어야 진정한 음식을 먹는 것이다.

알아차림 명상으로 스스로와 일상의 참맛을 놓치지 않고 온전히 느끼면서 삶의 진한 맛을 느껴라!

§ 잘못된 인지의 틀을 개선할 수 있다.

똑같은 상황을 겪을 때 누구에겐 아무렇지 않은 일이 누구에겐 고민거리나 짜증내는 일이 된다. 이것은 각자 형성된 인지의 틀이 다르기 때문이다. 예전에 필자가 운전면허 시험을 보기 위해 운전면허 시험장에 갔을 때 운전면허 시험 접수대엔 사람들로 북적거려서 무척 무질서했다. 응시자들은 서로 자신의 것을 먼저 받아달라고 접수대 위엔 서류들이 수북하게 쌓여 있었다.

그때 접수받는 두 여직원이 있었는데 두 여직원의 태도와 표정이 극명하게 대조되었다. 한 여직원은 우거지상을 하면서 짜증나는 말투로 응시생들에게 대했고, 그 옆의 여직원은 똑같은 상황에서 생글생글 웃으면서 친절하게 응시생의 응시표를 받았다.

우거지상을 하면서 짜증나는 말투로 응시생들에게 대한다고 해서 응시생들의 무질서한 태도가 변했다거나 하지 않았다. 그래서 그 여직원은 계속 우거지상을 하면서 짜증나는 말투로 응시생들에게 대했다.

필자가 운전면허 시험에 몇 번 떨어져서 계속 응시를 하느냐고 몇 번 더 갔었는데 두 여직원의 태도는 바뀌지 않고 변함이 없었다. 누구도 자신에게 우거지상을 하면서 짜증나는 말투로 대하는 사람을 좋아할 사람은 아무도 없다. 자신의 태도와 얼굴, 말투는 다른 사람이 아닌 스스로가 만들어 가는 것이다.

알아차림 명상은 몸, 생각, 행위, 감각, 감정, 마음, 세뇌된 것, 관념, 인지, 인식 등등 자신과 외부의 모든 것을 스스로가 주의하여 살피고 알아차리는 것을 말한다. 자신의 태도, 얼굴, 말투를 살피고 알아차리면 자신의 인지의 틀이 보이고 알아차리게 되고 그것이 바른지 반성하는 계기가 된다. 그래서 잘못된 인지의 틀을 스스로 개선하고 스스로를 좀 더 밝고 긍정적으로 변화시킬 수 있다.

자신의 잘못된 인지를 알아차리고 바꾸는 데 있어서 알아차림 명상으로 몸, 생각, 행위, 감각, 감정, 마음 등등을 일상에서 살피고 알아차림으로 조금이라도 전에 잘못된 인지로 돌아갈 것 같으면 바로 알아차

릴 수 있어 잘못된 인지의 틀을 개선하는 데 알아차림 명상은 도움이
된다.

§ 선입관을 갖지 않는다.

필자가 예전에 어느 동호회 모임에 들어간 적이 있었다. 그런데 나에
게 유난히 친하게 대해주는 한 사람이 있었는데 그 사람은 유난히 어
떤 한 사람에 대한 험담을 나에게 하곤 했다.

그 후 험담의 대상이었던 그 사람을 만나 적이 있는데 그 사람을 보
는 순간 내 마음속에 그 사람에 대한 안 좋은 선입관이 형성되는 것을
느꼈다. 그래서 나도 모르게 그 사람을 경계하고, 그 사람이 말하는
것을 믿지 않으려는 마음이 강하게 형성되는 것을 알아차렸다.

그래서 그 사람에 대한 선입관을 바로 버리고 투명한 마음으로 대
했다. 나중에 알게 된 사실은 처음에 나에게 친하게 대해주며 유난히
다른 사람에 대한 험담을 많이 한 그 사람은 원래 그렇게 남이 안보는
데서 남을 험담하는 버릇이 있었다. 그리고 그 사람이 험담했던 사람
은 말한 것처럼 그렇게 나쁘지 않았다.

알아차림 명상으로 마음을 일상에서 살피고 알아차림으로 조금이라
도 잘못된 선입관이 감지되면 바로 알아차릴 수 있어 잘못된 선입관을
개선하는 데 알아차림 명상은 도움이 된다.

§ 건망증을 개선한다.

손에 휴대전화기를 쥐고서 휴대전화기를 찾는 사람, 전화기를 냉장
고에 넣고 전화기를 찾아 헤매는 사람, 가스대 위에 음식을 조리하다
가 불을 켜놓은 채 깜박 잊고 외출한 사람 등등 헤아릴 수 없이 많은
건망증의 사례를 듣고 웃기도 하고, 심각하게 느껴지기도 한다.

건망증이라는 것도 따지고 보면 의식이 명료하지 못하고 희박하기 때문이다. 의식을 순간순간 하나로 집중하지 못하고 여러 가지 상황에 의식을 분열시키거나 산만하여 생기는 결과이다. 그래서 의식이 명료하지 못하니 기억도 흐리거나, 아예 떠오르지 않는다. 인간의 뇌는 엄청난 기능을 갖고 있다. 하지만 의식이 산만하면 제 기능을 발휘할 수 없다.

알아차림 명상은 몸, 생각, 행위, 감각, 감정, 마음 등등 자신과 외부의 모든 것을 스스로가 주의하여 살피고 알아차리는 것을 말한다. 그래서 어느 순간도 의식을 집중하지 않고 산만하거나, 흐릿하게 지나치지 않는다.

심각한 건망증 때문에 괴로운가? 그렇다면 알아차림 명상이나 행위 명상을 하라! 그대를 건망증과 겉돌게 사는 삶으로부터 구제해 줄 것이다.

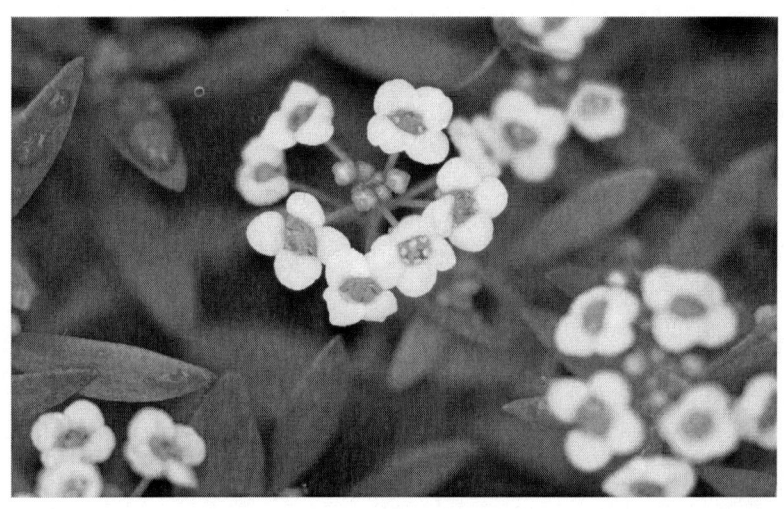

10분

영혼 운동법

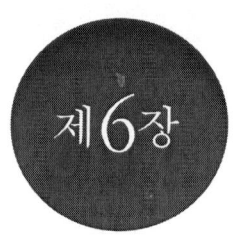

제6장

명상법4 - 몸 살핌 명상

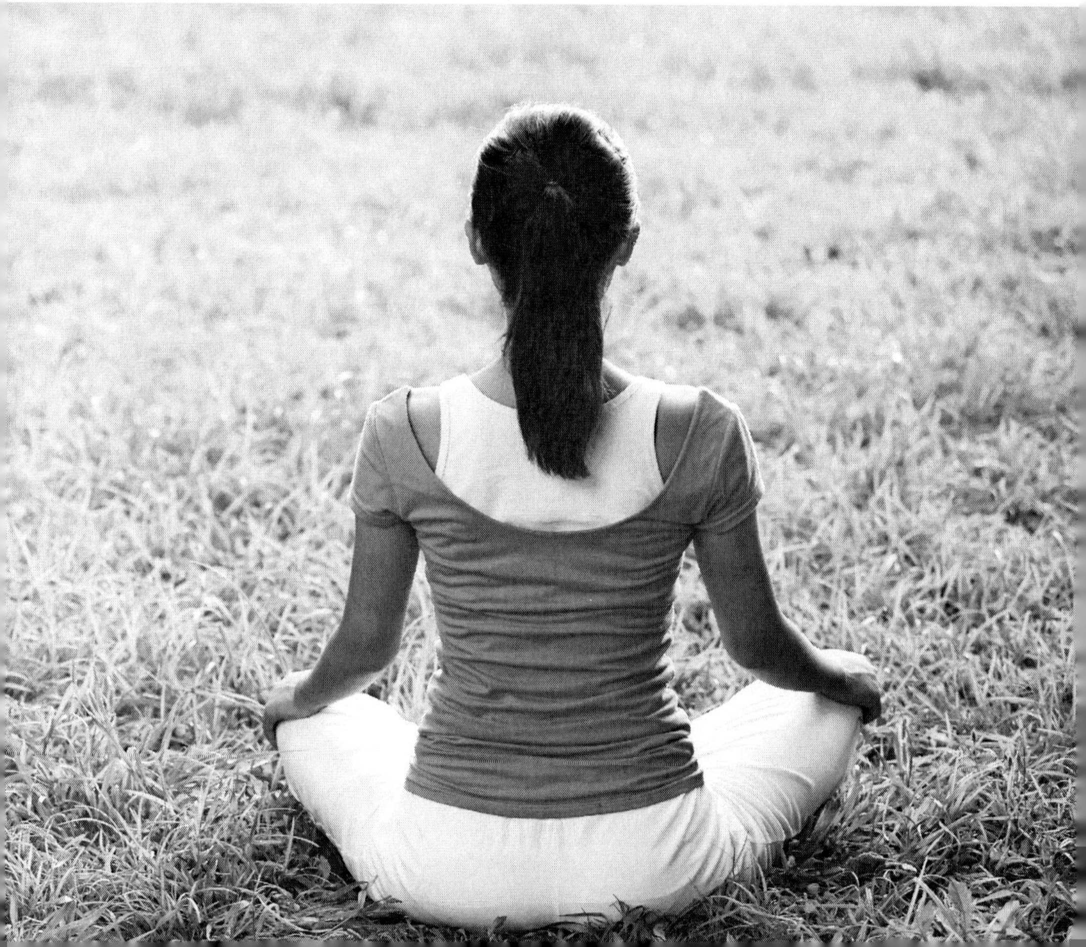

1. 몸 살핌 명상이란? 🌿

스스로가 의식을 통해서 몸(뇌 포함) 구석구석과 감각을 살피고 알아차리고 통하는 명상이다. 몸과의 대화를 통해서 몸을 알고, 몸 상태를 알아 몸을 항상 가볍고 건강하게 유지한다. 흔히들 수행하는 이들이 몸은 더럽고 나쁘다고 단정적으로 말하는데, 몸이 더럽고 나쁜 것이 아니라 몸을 사용하는 자의 마음이 더럽고 나쁜 것이지 몸은 더럽고 나쁜 것이 아니다. 몸은 그냥 몸일 뿐이다.

명상을 하면서 몸을 스캔하듯이 살펴보면 몸에서 보내오는 신호를 느낄 것이다. 그것을 살피고 알아차리는 것이 몸 알아차림 명상이다.

2. 몸 살핌 명상 실습 1 - 몸 살피기 🌿

명상 기본자세에서 스스로가 의식을 통해 몸 구석구석 들여다보듯이(스캔하듯이) 머리끝부터 발끝까지 들여다본다. 집중해서 뇌부터 발끝까지 하나하나 구석구석 천천히 아주 천천히 살피고 느낀다. 인체 해부 그림 등을 통해서 어느 정도 인체 구조를 알고 있으면 몸 살핌 명상을 하는 데 도움이 된다.

뇌는 대뇌로부터 척수까지 하고 척수는 꼬리뼈 끝까지 한다. 그 다음 목에서 왼쪽 어깨로 오고 그다음 다시 왼팔로 와서 왼손가락 끝까지 왔다가 다시 목으로 천천히 돌아온다. 그 다음 목에서 오른쪽 어깨로 오고 그다음 다시 오른팔로 와서 오른손가락 끝까지 왔다가 다시 목으로 천천히 돌아온다.

목에서 기관지를 통해 왼쪽 폐로 가고 다시 기관지로 돌아와 오른쪽 폐로 갔다가 다시 올라와 목으로 돌아온다. 목에서 식도를 타고, 위와 십이지장, 소장, 대장을 거쳐, 항문에 다다르면, 되돌아오지 말고, 바로 심장으로 간다. 심장에서 간으로 내려온다. 간에서 신장으로 내려오고, 신장에서 방광으로 내려온다. 방광에서 잠시 멈춘 후 왼쪽 다리로 내려가고 다시올라와 오른쪽 다리로 내려갔다가 다시 올라와 아랫배에 의식을 멈춘다.

처음엔 건성건성 지나가고, 느낌도 약하고, 뭐가 뭔지 모르겠지만 자꾸 하다 보면 점차 집중이 잘 되고, 몸 구석구석 장기와 신경 그리고 세포들의 느낌을 알 수 있다.

천천히 하는 것이 중요하고 심장 같은 장기는 어떻게 하려고 하지 말고 살피기만 해라. 느끼기만 해라. 자칫 심장을 어떻게 해보려는 그대의 욕심이 심장의 신경을 교란할 수 있기 때문이다.

필자는 가끔 잠들기 전에 누워서 몸 살핌 명상을 한다. 몸 어딘가 안 좋으면 몸 살핌 명상을 할 때 바로 느낌이 온다. 그럴 땐 그 부분을 마치 따뜻한 프라이팬에 버터를 녹이듯이 마음으로 따뜻하게 어루만지듯이 살핀다.

3. 몸 살핌 명상 실습 2 - 장 살핌 명상

새벽이나 공복에 명상할 근처에 물을 한 컵 준비해 놓는다. 물은 미지근하거나 조금 따뜻하거나, 조금 시원해도 상관없으나 너무 차갑거나, 너무 뜨거운 물은 피한다. 초심자에겐 차갑거나 따뜻한 것이 느끼기에 좋을지 몰라도 오래하게 되면 어느 물이든 상관없고 자극이 덜한 미지근한 물이 좋음을 느낀다.

명상 기본자세에서 물을 한 컵을 마시고, 의식이 마신 물을 따라 간다. 그러면 식도, 위, 십이지장, 소장, 대장을 따라가는 것을 느낀다. 소장에선 복식호흡 때문에 아랫배의 움직임에 따라 물의 느낌이 더 강렬히 온다.

4. 몸 살핌 명상 실습 3 - 음료명상 🌿

새벽이나 공복에 명상할 근처에 물을 한 컵 준비해 놓는다. 물은 미지근하거나 조금 따뜻하거나, 조금 시원해도 상관없으나 너무 차갑거나, 너무 뜨거운 물은 피한다. 명상 기본자세에서 물을 마시는데, 한 번에 한 모금씩 마신다. 한모금의 물을 마신 후 열 번 가량의 호흡을 하고 또 다시 물 한 모금을 마신다.

사람의 에너지는 산소와 영양소를 통해서 얻는다. 영양소는 대부분이 물인 혈액을 통해서 흐른다. 사람 몸의 대부분은 물이다. 물의 흐름이 몸의 흐름이다.

물이 온몸으로 들어올 때 온몸을 살피고 나갈 때 살펴라.
물이 온몸으로 들어올 때 마음을 살피고 나갈 때 살펴라.
물이 온몸으로 들어올 때 평등을, 나갈 때 평등을 느껴라.
물이 온몸으로 들어올 때 자유를, 나갈 때 자유를 느껴라.
물이 온몸으로 들어올 때 평안을, 나갈 때 평안을 느껴라.
물이 온몸으로 들어올 때 충만을, 나갈 때 시원함을 느껴라.
물이 온몸으로 들어올 때 만족을, 나갈 때 만족을 느껴라.
물이 온몸으로 들어올 때 행복을, 나갈 때 행복을 느껴라.
물이 온몸으로 들어올 때 일체에 대한 사랑을, 나갈 때 일체에 대한 사랑을 느껴라.
물이 온몸으로 들어올 때 일체와 하나 됨을 느끼고, 나갈 때 일체와 하나 됨을 느껴라.

물이 온몸으로 들어올 때 일체에 대한 놓아줌을, 나갈 때 일체에 대한 놓아줌을 느껴라.

(섭취와 배설작용은 스스로와는 다른, 덧없는 집의 작용임을 알게 된다. 그래서 섭취와 배설도, 일체도 놓아주어 벗어나라.)

물이 온몸으로 들어올 때 탄생을 알고, 나갈 때 죽음을 알라.

물이 들어올 때 물이 '나'라는 때를 온몸 구석구석 모두 움켜잡고, 나갈 때 모두 빼간다.

물이 들어올 때 물이 '나'라는 때를 온몸 구석구석 모두 씻고, 나갈 때는 모두 깨끗이 비운다.

물이 온몸으로 들어올 때 안에 모든 틀이 사라지고, 나갈 때 사라짐을 느껴라.

물이 온몸으로 들어올 때 안에 모든 상이 사라지고, 나갈 때 사라짐을 느껴라.

물이 온몸으로 들어올 때 안에 모든 세뇌가 사라지고, 나갈 때 사라짐을 느껴라.

물이 온몸으로 들어올 때 안에 모든 욕망이 사라지고, 나갈 때 사라짐을 느껴라.

물이 온몸으로 들어올 때 안에 모든 어리석음이 사라지고, 나갈 때 사라짐을 느껴라.

물이 온몸으로 들어올 때 안에 모든 사악함이 사라지고, 나갈 때 사라짐을 느껴라.

물이 온몸으로 들어올 때 '나'라는 껍데기가 사라지고, 나갈 때 사라짐을 느껴라.

물이 온몸으로 들어올 때 '우리'라는 껍데기가 사라지고, 나갈 때 사라짐을 느껴라.

물이 온몸으로 들어올 때 '너'라는 껍데기가 사라지고, 나갈 때 사라짐을 느껴라.

물이 온몸으로 들어올 때 '나'라는 뿌리(자성, 스스로)가 뽑히고, 나갈 때 사라짐을 느껴라.

물이 온몸으로 들어올 때 마음이 사라지고, 나갈 때 사라짐을 느껴라.

물이 온몸으로 들어올 때 모든 것이 사라지고, 나갈 때 사라짐을 느껴라.

자연의 일부인 사람의 육신을, 마시는 물을 통해 느끼면서 교만과 어리석음 사악함을 버리고 평등한 생명, 참된 생명, 하나의 생명으로 돌아간다.

* 화장실에서 대소변을 볼 때에도 앞에 나열한 것을 느끼면서 용변을 본다.

5. 몸 살핌 명상의 좋은 점

§ 건강을 지킨다.

그대가 육신의 삶으로 일 년 후를 기약하는 것은 일 년 후까지 살아있다는 전제하에 가능한 것이다. 육신이 앞으로 일 년도 가지 못한다면 일년 후의 꿈이 무슨 소용인가. 그래서 몸을 건강하게 하고, 몸과 대화하여 몸의 상태를 알아차려야 한다.

앞으로 시한부 인생을 사는 사람들은 대부분, 세상에 세뇌된 욕망을 좇아가느라 몸에서 보내는 소리를 듣지 않은 사람이다. 아무리 몸에서 외쳐도 듣지 않다가 정작 돌이킬 수 없는 지경에 이르렀을 때 느끼게 된다.

몸 살핌 명상은 몸을 살피고 몸과 대화를 나누는 명상이다. 그리고 더러운 욕망으로 먹은 나쁜 기운이 몸속에 깃들어 숨어 있는 것을 살피고 알아차려 내보내는 것이다.

§ 몸을 제대로 안다.

몸은 헛된 욕망을 채우고, 헛된 욕망을 실현하는 도구가 아니라 때가 되면 가라앉는 강물 위에 떠가는 낙엽 같은 것이다. 몸이 더럽고 어리석고 사악한 것이 아니라 몸에 들어와 몸을 쓰는 생명이 육신과 운명에 세뇌되고 갇혀서, 덧없고 허망한 '나'라는 껍데기 관념에 사로잡혀 몸을 더럽고 어리석고 사악하게 쓰기 때문이다. 그런 생명은 몸에 깃들 자격이 없다.

자연에 더럽고 깨끗함이 따로 없듯이 몸도 더럽거나 깨끗한 것이 아니라 그저 자연의 일부일 뿐이다. 자연의 일부인 몸을 가지고 비교하면서 잘생겼네, 못생겼네 하는 것이 얼마나 허망한 짓인가.

자연에 아름다움과 추함은 없다. 그저 인간이 만들어가는 허상에 알게 모르게 세뇌되어 세뇌된 결과를 쫓아가는 것일 뿐이다. 뇌에서는 세뇌된 틀에 따라 만들어진 상에 근접하면 아름답다고 여겨서 뇌 안에서 만족하는 호르몬을 분비하기 때문이다.

필자는 어릴 적 필자의 어머니가 세상에서 제일 아름다웠다. 말로만 듣던 양귀비를 데려와도 어머니의 아름다움에는 비교가 되지 못했다. 그때 나는 어머니를 세뇌된 아름다움에 대한 관념으로 본 것이 아니라 생명으로서 보았다. 마음으로 보았다.

하지만 필자도 커가면서 세상에 떠도는 아름다운 여인에 대한 허상에 알게 모르게 세뇌 되면서 참된 생명의 아름다움을 보는 눈이 멀었다. 그래서 이제는 더 이상 어머니가 아름답다는 생각을 하지 않는다. 그동안 내 머리에 알게 모르게 세뇌시킨 허상, TV에 나오는 연예인들을 아름답게 보는 고정관념에 길들여졌다.

이렇게 변해버린 자신을 발견한 난 어디서부터 잘못됐는지 안다. 그래서 다시 참된 생명을 보는 눈을 되찾았다. 이제 마음 착한 어머니, 비록 쪼글쪼글한 얼굴이지만 세상에서 가장 아름다운 얼굴이다. 어머니뿐 아니라 비록 사회에서 못생겼다고 낙인찍힌 사람도 내 눈엔 모두가 아름답게 보였다.

그대는 아는가. 천하의 미녀도 짐승이 볼 때는 그저 그렇고, 하마의 세계에서 아름답게 인정받아도 사람이 볼 때는 다 거기서 거기인 것을. 아름다움은 이처럼 동물의 종들이 만들어가는 허상이다. 그리고 그대 안에 있는 아름다움의 관념은 그동안 알게 모르게 그대의 머리에 쌓여진 세뇌의 결과물들이다. 뇌는 세뇌된 틀에 따라 반응하며 호르몬을 분비하는 것일 뿐이다.

그대여, 손바닥만 한 1cm 두께도 안 되는 얼굴 가죽만 벗겨내도 생명의 진실이 보인다. 아름다움과 추함이 얼마나 허망한지.

§ 위장 및 장이 좋아진다.

공복에 마시는 물은 장을 깨끗이 청소해주고 장 속의 독소를 배출한다. 그리고 공복에 마신 물은 위에 분비된 산을 희석시켜주어 속이 쓰림에 좋다.

또한 물은 신진대사에도 많은 도움이 된다. 물을 마시고 복식호흡을 하노라면 숨의 들어가고 나옴에 따라 배가 들어가고 나오면서 장 안에 있는 마신 물이 장을 세척하는 역할을 해주어 속이 편안해진다. 숨의 편안함을 따라 속도 편안해진다.

§ 과식을 하지 않는다.

우리가 흔히 많이 먹는 사람들을 볼 때 돼지같이 먹는다고 한다. 그러나 많이 먹는 동물이라는 돼지도 위의 70%~80% 정도 차면 더 이상 먹지 않는다고 한다. 그러나 사람은 욕심으로 위에 가득 차도록 먹기도 한다. 그래서 과식으로 인한 각종 병들을 달고 산다.

잘사는 나라 사람들은 굶어서 죽는 사람보다 많이 먹어서 죽는 사람이 더 많다는 소리가 있다. 그만큼 과식은 생활수준이 나아지면서 따라오는 식습관이 되었다.

평소 장 살핌 명상을 하면 조금만 많이 먹어도 위에서 보내는 과식의 느낌을 강하게 받는다. 그래서 어느 정도만 먹으면 강한 포만감에 더 이상 먹기를 그치게 된다.

필자는 체구는 작지만 음식을 많이 먹는 편이었다. 필자가 뷔페에 가서 음식을 먹을 때 양을 보면 주변 사람이 많이 놀라곤 했었다. 하지만 장 살핌 명상을 하면서 먹는 음식의 양이 많이 줄었다. 많이 줄었다는 표현보다는 적당히 먹는다는 표현이 맞을 것이다.

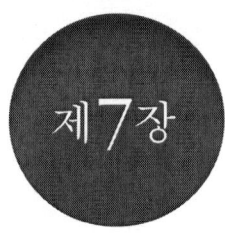

제7장

명상법5 - 파워 명상

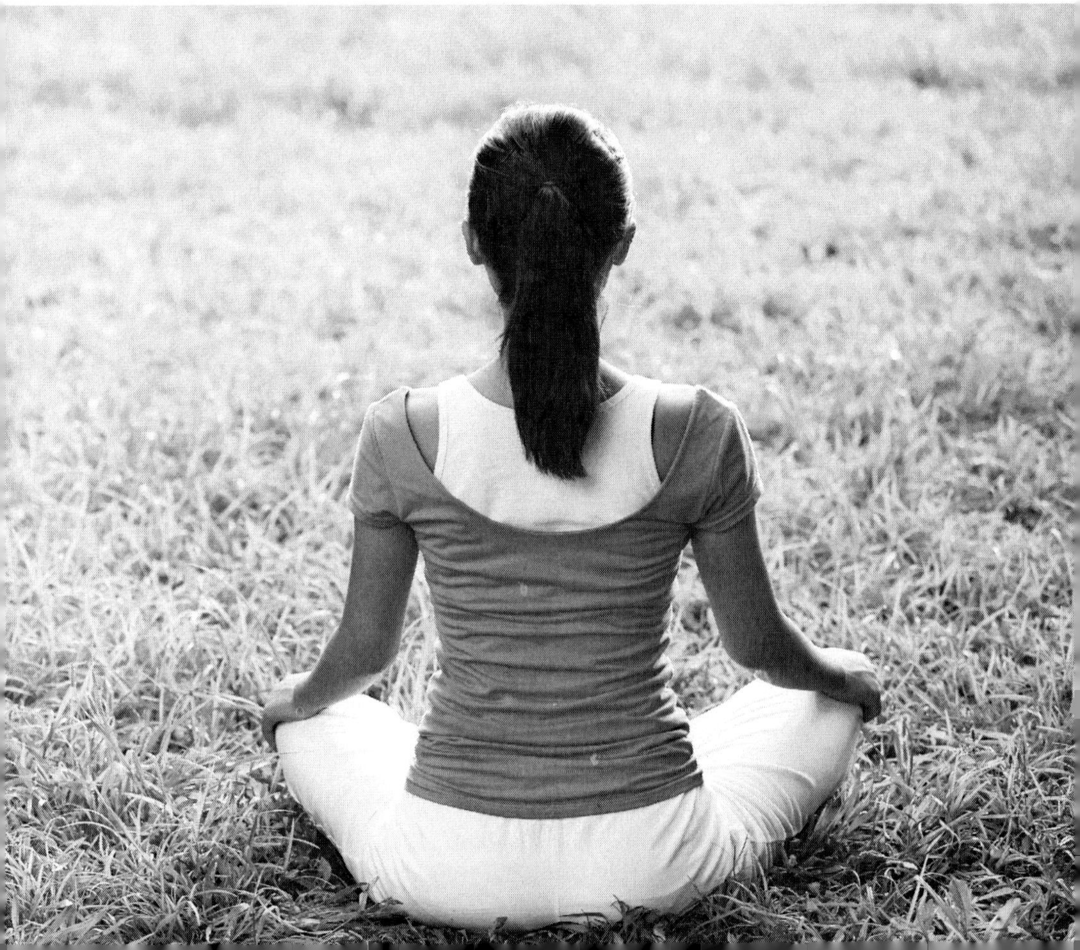

1. 파워 명상이란? 🌿

지금까지 명상을 알아차림이나 주의 집중에 두었다면 파워 명상은 명상을 통해서 의식과 몸을 스스로가 의도하는 대로 다스리는 것이다.

파워 명상은 알아차림이나 주의 집중으로 얻은 정보를 바탕으로 스스로가 의도하는 대로 의식과 몸을 움직이고 변화를 주는 힘을 기른다.

2. 파워 명상 실습 Ⅰ - 기 운행 🌿

기를 모으고 기를 운행하는 법은 여러 가지가 있다.

필자는 많은 기공을 연마했다. 수행 초기에 기를 잘못 운행하여 몸이 상하고, 마음이 상했던 적도 있었다. 때론 모은 기에 압도되고, 기의 노예가 되어 주화입마(走火入魔)로 스스로를 잃어버리고 기의 미쳐 날뜀에 스스로를 맡기곤 하였다. 기(힘)는 예리한 칼과 같다. 잘 다스려 바른 데에, 바르게 잘 쓰면 좋지만 칼을 다룰 줄 모르면 그 칼은 다른 이를 해치고 결국 자신도 해친다.

사람이 수행하여 참된 이치에 눈뜨고 참된 생명으로 돌아와 절대평등, 절대자유, 절대평안에 이르는 길에, 기를 모으고 운행하는 법을 알아야 하는 것은 절대로 아니다. 오히려 기(힘)의 유혹이 바른 길로 가고 참된 이치로 벗어나는 데 방해가 되고 발목을 잡을 수 있음을 알아야 한다.

힘(기, 에너지)은 모든 집처럼 덧없고 허망한 것이다. 피었다 지고, 모였다 흩어지는 것. 그것에 갇혀 스스로를 잃어버리고 어리석어지고 사악해지지 마라. 힘(기)은 마약과 같다. 맛들이면 헤어나지 못하고 점점 의지하고 중독되어 약해질 것을 걱정하고, 잃을 것을 두려워한다. 그래서 어리석어지고 사악해진다.

기는 많이 모으는 것이 중요한 것이 아니라 모인 기를 운행하고, 몸 구석구석 통하게 하고, 버리는 것이 중요하다. 모인 기를 버릴 줄 모르면 병이 된다. 기를 모을 줄만 알고, 기를 키울 줄만 알고, 기를 다스릴 줄 모르면 주화입마에 빠진다. 기를 다루는 것은 수도승이 칼을 쥐는 것과 같으므로 수도승이 칼을 멀리하듯 기(힘)를 멀리 하되 기를 알아야 기를 다스리고 벗어나므로 기의 수행은 그 정도에서 멈추어야 한다. 자칫 기의 수행에만 빠지면 가리키는 달은 보지 않고 손가락만을 보는 것과 같다.

여기서는 쉽고 간단하며 누구나 할 수 있는 할 수 있는 기운행법을 해보도록 하겠다. 부작용도 없고, 하면 할수록 기 순환이 잘되고 기가 충만해지는 기 순환법이다. 누구나 기지개를 해본 적이 있을 것이다. 기지개를 한다고 생각하면 된다.

명상의 기본자세에서 서서하는 자세를 취한다. 기를 모을 땐 공기를 아랫배에서부터 채우기 시작하여 폐 위까지 가득 채운 다음 숨을 멈춘다(가둔다). 기를 운행할 땐 숨을 멈춘 상태에서 동작을 하고 동작이 끝나 멈출 때 숨을 입으로 내쉰다. 숨을 멈추고 기를 운행할 땐 기를 운행하는 몸의 부분을 잔뜩 긴장시키며 숨과 기가 그 부분에 충만하도록 하고 동작을 멈춘 후 몸의 긴장을 이완시키며 숨을 입으로 내쉰다.

숨을 멈춘 상태에서 하는 동작은 아주 천천히 한다. 숨을 멈춘 상태에서 하는 동작에서 움직이는 부분에 잔뜩 숨과 기를 충만하면서 긴장하지만 최고조로 숨과 기를 강력하게 충만하게 하고 긴장할 때는 동작의 끝부분, 즉 숨을 내쉬기 직전이다 그때 긴장을 쥐어짜듯이 강하게 한다. 숨을 내쉴 때는 숨을 입으로 내쉬면 처음 자세로 돌아온다.

1. 공기를 아랫배에서부터 채우기 시작하여 폐 위까지 가득 채운 다음 숨을 멈춘다(가둔다).

숨을 멈춘 상태에서 양 주먹을 쥐고 양쪽 어깨의 옆에서부터 양팔을 위로 쭉 뻗고 다시 양쪽 어깨로 온 후 숨을 내쉬는데 호흡과 긴장은 위에 서술한 대로 하면 된다.

2. 숨을 멈춘(가둔) 상태에서 양 주먹을 쥐고 양쪽 가슴 옆에 대고 그다음, 팔을 머리 위로 곧게 뻗는다. 그다음 양손바닥을 펴고 양옆으로 내려오는데 양팔을 가슴 높이 정도까지 내려오게 한다. 이 상태에서 동작을 멈춘 후 긴장을 최대한 준다. 숨을 입으로 내쉬면서 처음 자세로 돌아온다.

3. 숨을 멈춘(가둔) 상태에서 양 주먹을 쥐고 양쪽 가슴 옆에 대고 그다음, 양팔을 앞으로 곧게 펴고(손바닥 마주보게)나서 머리위로 올린 다음 양팔을 벌리고, 다시 양 주먹을 쥐고 양쪽 가슴 옆에 대고 숨과 기를 강력하게 충만하게 하고 긴장을 최대한 준다. 그다음 긴장을 풀면서 숨을 입으로 내쉰다.

4. 숨을 멈춘(가둔) 상태에서 양다리에 긴장을 주고 숨과 기를 충만하게 한다. 그다음 쪼그려 앉았다 일어나는데 너무 아래로 내려가지 말고 기마자세에서 조금 더 아래로 내려오는 정도로 한다. 다리를 곧게 펴 일어나면 다리에 숨과 기를 강력하게 충만하게 하고 긴장을 최대한 준다. 그다음 긴장을 풀면서 숨을 입으로 내쉰다.

5. 숨을 멈춘(가둔) 상태에서 양 주먹을 쥐고 양쪽 가슴 옆에 대고 그다음 어깨, 목, 머리 순으로 숨과 기를 충만하게 밀어 넣고 긴장시킨다. 이때 주의할 것은 어깨에 주는 숨과 기와 긴장의 강도를 1로 보았을 때 목은 1/2, 머리는 1/4의 강도로 한다. 머리는 예민하고 복잡한 부분으로 너무 센 기를 운행하면 위험하다.

특히 고혈압 환자들은 각별히 주의를 기울이고 1/4보다 더 약한 강도로 해야 한다. 숨과 기를 강력하게 충만하게 하고 긴장을 최대한 준다음 긴장을 풀면서 숨을 입으로 내쉰다. 이때 입으로 최대한 끝까지 숨을 내쉰다. 그렇게 하면 머리가 굉장히 시원하고 상쾌하며 정신이 맑아진다.

6. 숨을 멈춘 상태에서 양 주먹을 쥐고 양쪽 가슴 옆에 대고 그다음, 팔을 머리 위로 곧게 뻗는다. 그 다음 몸을 배배 꼬고 꿈틀댄다. 이때 온몸 구석구석 기와 숨으로 충만하게 하고, 긴장시킨다. 마지막으로 동작을 멈춘 후 온몸 구석구석 기와 숨으로 최대한 충만하게 하고, 최대한 긴장시킨다. 그다음 긴장을 완화시키고 숨을 입으로 내쉰다.

* 기를 빼는 법 - 기가 넘치거나 기를 빼낼 필요가 있을 때, 기에 압도되었을 때, 기를 빼내기 위해선 명상 기본자세에서 온몸의 힘을 빼고, 숨을 코로 들이쉬고 입으로 '푸' 하면서 천천히 숨을 내쉬는데 마치 아랫배에 모인 기를 퍼내듯이 한다. 이렇게 반복하면 된다.

기가 어느 곳에 모여 움직이지 않으면 몸에 힘을 빼고 가볍게 맨손 운동을 하면서 숨을 내쉬는 데 중점을 둔다. 그리고 초보자들은 기공을 한다고 하면서 기로 몸의 신경을 건드려 신경의 이상을 가져와 그 부분이 신경 이상 증세를 보이는 경우가 있는데 주의해야 한다.

3. 파워 명상 실습 2 - 스스로의 힘 기르기

　이 명상법은 명상의 자세와 시간, 장소가 따로 없다. 일상에서 자신의 모든, 생각, 감정, 마음, 행위, 느낌 등등을 살피고 알아차려 스스로가 원하는 바른 길로 의식을 바꾸고, 생각, 감정, 마음, 행위, 느낌에 변화를 주는 것이다.

　예를 들어 게임에 푹 빠졌을 때 그러한 자신을 알아차렸으면 바로 호흡 명상이나, 무념무상 명상으로 들어간다. 거기서 다 비우고 나서 결심하고 게임을 그만둔다. 또 예를 들면 화가 나는 상황에서 그러한 자신을 알아차렸으면 바로 호흡 명상이나, 무념무상 명상으로 들어간다. 거기서 다 비우고 나서 결심하고 화에서 벗어난다.

　이렇게 일상에서 스스로의 삶에 조금씩 벗어날 때 그것을 알아차렸으면 바로 스스로에게 돌아와야 하는데 스스로의 힘이 약해서 그것이 잘 되질 않는다. 그때 그 흐름을 끊어주고 스스로의 힘을 다시 회복해서 스스로의 길로 다시 돌아오는 것이 파워 명상이다. 이렇게 자주 하다 보면 스스로의 힘이 강해져 굳이 호흡 명상이나 무념무상 명상을 거치지 않고도 바로 스스로가 원하는 바른 길로 접어들 수 있다.

　세상은 자본에 따라 움직이듯이 뇌는 뇌에서 생성되는 쾌락 물질인 도파민의 보상에 따라 움직인다. 그래서 옳지 않은 행위임을 알고도 그 행위를 계속할 수밖에 없는 것이다. 중독으로 도파민의 이상 분비와, 육신의 쾌락을 추구하는 도파민의 분비와, 세뇌된 욕망과 틀에 따라 분비되는 도파민으로 그것들에 점점 의존하여 스스로부터 점점 멀어지고 스스로는 나약해져서 점점 어리석어지고 사악해지는 것이다. 쾌락 앞에서, 중독 앞에서, 욕망 앞에서, 스스로는 죽어간다.

　하지만 명상을 통해서 스스로를 알고 자신의 모든, 생각, 감정, 마음,

행위, 느낌 등등을 살피고 알아차려 스스로가 원하는 바른 길로 의식을 바꾸고, 생각, 감정, 마음, 행위, 느낌에 변화를 주어 바른길로 가는 것이 파워 명상이다. 그러한 힘을 기르는 것이 파워 명상이다.

한번 해보라! 자꾸 해보라! 처음에는 어렵지만 하면 할수록 점점 스스로의 힘이 강해져 나중엔 스스로가 원하는 대로 할 수 있다.

파워 명상의 포인트는 알아차렸을 바로 변화를 주는 것이다. 주저하거나 망설임이 없이 알아차렸을 바로 변화를 주는 것이다. 그래야 스스로의 힘이 붙는다. 스스로를 다스리지 못하는 자는 마부가 없는 마차를 타는 것과 같다. 그 마차가 낭떠러지를 향해서 갈지라도 그 마차를 멈출 수가 없다. 마치 분노가 불길처럼 타오를 때 그 분노를 다스리지 못하여 끝내 일을 저질러 타인과 자신에게 해를 입히는 것과 같다. 스스로를 다스릴 수 있는 이는 천하의 모든 권능을 합친 것보다 더 큰 힘을 가진 자이며, 무당들이 망상으로 만든 전지전능한 신보다 더 자유로우리라!

4. 파워 명상의 좋은 점

§ 건강에 좋다.

기 운행 같은 경우는 아침저녁 아무 때나 가능하고, 일을 하다가 졸리거나, 몸이 뻐근하거나, 가슴이 답답하거나, 기분 전환을 위해서 좋다. 그리고 앞에 서술된 있는 동작 외에 간단한 건강 체조나 스트레칭을 할 때 기 운행법의 호흡과 긴장을 가미하여 하면 매우 좋다.

§ 불안, 초조, 긴장을 푸는 데 좋다.

과거 농경사회에 비해 현대는 긴장의 연속이다. 복잡하고 많은 일에, 신경 쓸 곳도 많고, 갈수록 치열해지는 경쟁, 순간순간이 모두 긴장의 연속이다. 그렇게 쌓여진 피로는 스트레스를 양상하고 몸과 마음의 건강을 악화시킨다.

기 운행을 하면 긴장을 푸는 데 아주 좋다. 몸과 마음에 긴장을 풀어 주고, 몸과 마음에 생기를 충만하게 채워준다. 시험을 앞둔 수험생, 면접을 앞둔 응시생, 연설을 앞둔 연사 등등 불안하거나 긴장되는 사람은 한 번 해보라. 효과가 클 것이다.

§ 강한 자신감이 생긴다.

의지는 육체적인 힘으로 되는 것이 아니다. 한참 게임에 빠져있거나, 게임의 유혹에 접했을 때 그러한 자신을 바로 잡는 것은 육체의 힘과 무관하다. 그럴 때 자신을 다스리고, 통제할 수 있는 힘이 필요한데 스스로의 힘 기르기 명상처럼 순간순간을 아주 소중하게 생각하고, 순간순간에 집중하여, 순간순간에 모든 힘을 쏟아 부어서 스스로의 삶을 스스로가 의도하는 대로 이끌어갈 수 있다. 살다 보면 많은 유혹과 장애가 자신 앞에 놓이는데, 그것을 가뿐하게 돌파하는 스스로의 힘이 생긴다. 일상에 순간순간 스스로를 알아차리고 스스로를 바로 통제하는 습관은 자신에게 강한 자신감을 불어넣어 준다.

§ 실천력을 높여준다.

스스로의 힘 기르기 명상처럼 순간순간에 집중하여, 순간순간에 모든 힘을 쏟아 부어서 스스로의 삶을 스스로가 의도하는 대로 이끌어갈 수 있다. 그리고 일상에서 수없이 많은 선택의 기로에서 망설임 없이 바로 자신의 의지대로 행동하는 습관을 붙이게 됨으로써 강한 실천력을 얻게 된다.

살다 보면 몰라서 못하는 경우보다 알아도 의지가 약해서 못하는 경우가 더 많다. 의지가 약하다는 것은 육신과 운명을 이겨내는 스스로의 힘이 약하다는 것이다. 하지만 파워 명상을 통해서 스스로의 힘을 강화하고 육신과 운명을 다스리면 스스로가 원하는 삶을 살 수 있다.

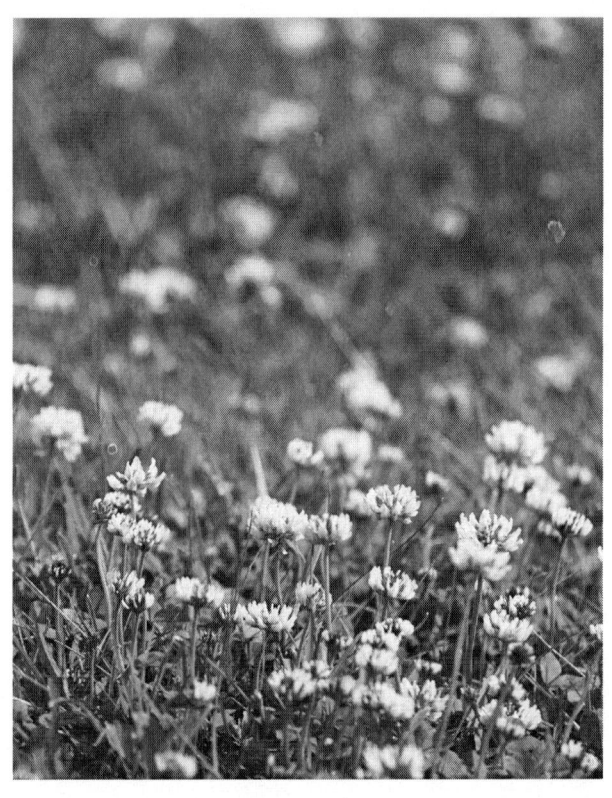

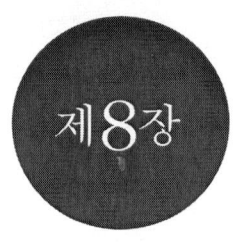

제8장

명상법6 - 행위 명상

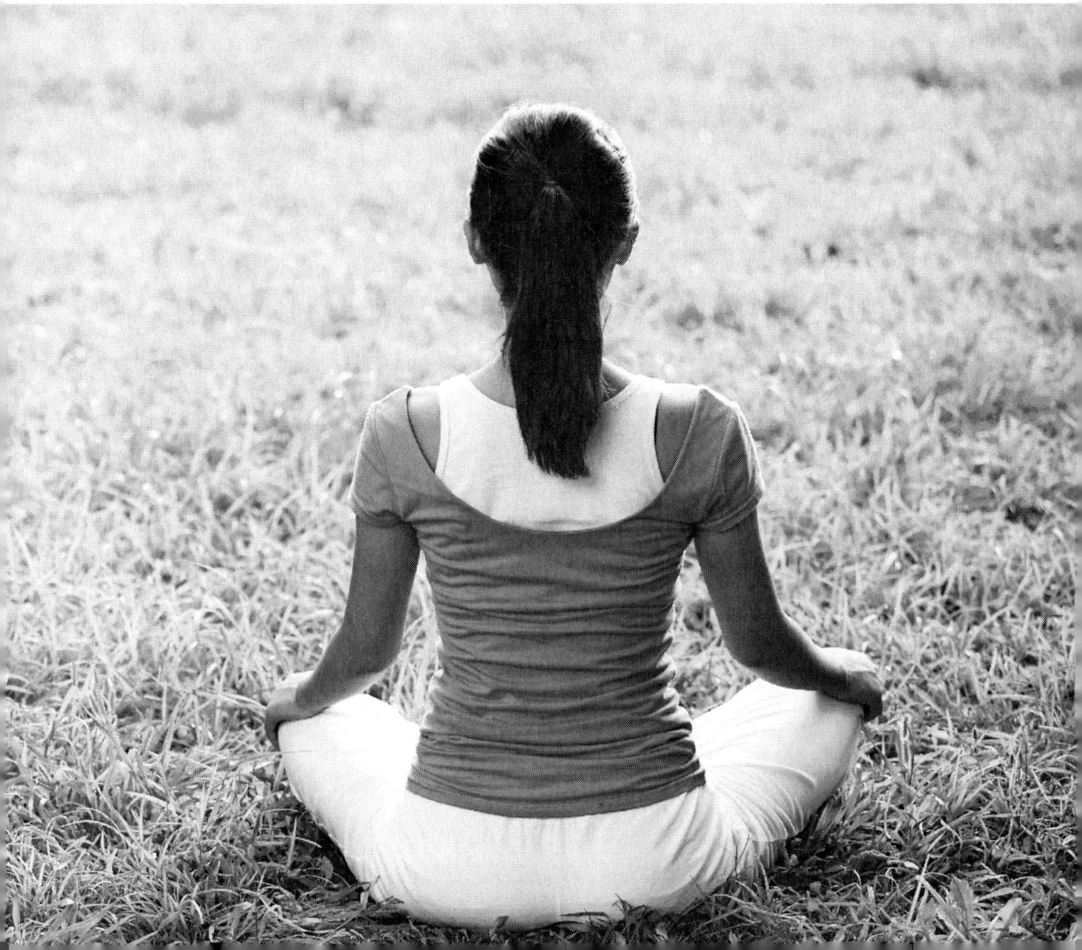

1. 행위 명상이란? 🌾

행위 명상이란 알아차림과 하나로 삼매로 이루어진다. 일상에 모든 행위의 알아차림과, 의식을 행동하는 대상으로 집중하여 하나로 채우는 것을 말한다. 예를 들면 요가를 한다면 요가의 행위에 모든 의식을 집중하여, 작업대(의식)를 행위 하나하나의 동작으로 채운다. 즉, 행위 삼매가 되는 것이다.

공부, 춤, 노래, 청소, 일 등등 행위에 모든 의식을 집중해서 하는데 마치 하는 일에 푹 빠져서 다른 생각, 다른 감각을 느끼지 못한다. 그러나 순간순간 주기적으로 자신의 행위를 알아차리는 것도 병행한다. 하나로 삼매에 들어가면 의식이 하나로 채워져 스스로를 전혀 의식하지 못한다. 하지만 주기적으로 순간 스스로의 행위를 알아차리는 것도 병행하면서 하나로 삼매에 집중한다.

현대는 과거에 비해서 사람의 의식을 지배하는 복잡한 일, 관계, 문명의 이기, 많은 고민 등등 이것저것들로 의식이 분열되고, 오염되고, 흐려진다. 그래서 현대인은 집중의 맛을 잃어버리고 건성건성 수박 겉핥기식으로 사는 경우가 많다. 그래서 삶의 맛을 잃은 채 하루하루 살다 간다.

사람의 뇌 속에는 측좌핵이라는 부분이 있는데 동기부여를 담당해 주고, 무언가에 집중하고, 무언가 하고 싶은 마음이 들도록 하게 해주는 역할을 담당한다. 그런데 측좌핵은 무언가 하고 싶은 마음이 들도록 하게 해주는 역할을 담당할 뿐만 아니라, 지금 하고 있는 일에 만족하고 더 의욕을 느끼도록 하는 역할도 한다. 그래서 공부하기 싫으면 일단 시작하라. 그러면 하면서 집중하게 되고 재미도 느낀다. 하기 싫은 일이 있어도 일단 시작하고 집중하면 그 일에 집중하게 되고 재미도 느끼는 것과 같다.

행위 명상을 하기 전에 호흡 명상 실습 4를 하고 여유가 더 있으면 무념무상 명상까지 한다. 하지만 어느 정도 수행이 올라가면 호흡 명상이나 무념무상 명상을 거치지 않고 바로 행위 명상으로 들어가도 된다.

2. 행위 명상 실습 - 설거지, 청소, 목욕, 일, 요가 🌿

행위 명상을 하기 전에 호흡 명상 실습 4를 하고 여유가 더 있으면 무념무상 명상까지 한다.

설거지를 할 때 설거지 하는 데 모든 것을 집중한다. 음악을 틀지도 말고, TV를 켜지도 말고, 다른 일을 하지도 말고, 다른 생각을 하지도 말고 오직 설거지하는 데 집중하라. 천천히 아주 천천히 세심하게 하면서 설거지에 집중하라. 이렇게 집중하면 설거지 삼매에 들어가게 된다. 이렇게 하면 설거지도 재미있고 마음이 편안해진다.

또 이렇게 꾸준히 행위 명상을 하다보면 나중엔, 주변에서 시끄럽게 떠들든, TV를 켜든, 고민거리가 있든 상관없이 설거지 하나에 집중하게 되고 재미를 잃지 않는다. 의식을 분열하면 스트레스가 쌓이고, 하는 행위의 맛을 잃게 한다.

3. 행위 명상 실습 - 공부하기, 독서하기 🌿

행위 명상을 하기 전에 호흡 명상 실습 4를 하고 여유가 더 있으면 무념무상 명상까지 한다.

공부를 할 때 공부하는 데 모든 것을 집중한다. 음악을 틀지도 말고, TV를 켜지도 말고, 다른 일을 하지도 말고, 다른 생각을 하지도 말고 오직 공부하는 데 집중하라. 공부의 맛을 느낄 수 있도록 천천히 아주 천천히 세심하게 공부에 집중하라. 시계를 보지도 말고, 시간을 생각하지도 말고, 공부할 양을 생각하지도 말고, 오직 공부하는 것에 몰입하되 처음부터 오랜 시간을 하려고 하지 말고 처음엔 짧은 시간에서 차츰 늘려가되 시간으로 분량을 정하지 말고 공부할 양(페이지)로 정한다. 그것이 집중하는 데 좋다.

이렇게 집중하면 공부 삼매에 들어가게 된다. 이렇게 하면 공부도 재미있고 마음이 편안해진다. 또 이렇게 꾸준히 행위 명상을 하다 보면 나중엔, 주변에서 시끄럽게 떠들든, TV를 켜든, 고민거리가 있든 상관없이 공부에 하나에 집중하게 되고 재미를 잃지 않는다.

필자가 중학교 다닐 때 어느 날 자습시간에 공부 삼매에 빠졌는데, 한참 공부한 후 뒤에 앉은 친구들이 크게 싸운 사실을 알게 되었다. 공부하다가 잠깐잠깐 등을 밀치는 느낌만 아주 조금 느꼈을 뿐이었는데 나중에 들어보니 크게 싸웠었다고 한다. 그때 주변의 시끄럽고 살벌한 상황을 전혀 느끼지 못할 만큼 공부 삼매에 빠졌던 것이다.

필자는 독서할 때 정독을 한다. 절대로 의식적으로 속독을 하지 않는다. 의식적으로 하는 속독은 독서의 맛을 떨어트리고, 독서의 집중을 떨어트리고, 나중에 기억되는 것도 별로 없다. 그래서 정독을 한다. 그것이 오히려 읽는 속도를 높여준다.

독서를 할 때 처음엔 아주 천천히 글의 내용을 음미하면서 읽는다. 이렇게 하면 글의 내용에 몰입하면서 읽다 보면 독서삼매에 들어가고 독서삼매에 들어가면 어느새 책을 다 읽게 된다. 어떤 때는 아침을 먹고 책 첫머리를 읽기 시작하여 점심 먹을 때쯤에 책 한 권을 다 읽었는데, 그 책의 분량이 적거나, 읽기 쉬운 책은 아니었다.

독서의 맛은 정독이다. 처음엔 아주 천천히 글을 음미하면서 읽어라. 글의 맛을 느껴라. 책 내용 속으로 빠져 들어가라. 음악을 틀지도 말고, TV를 켜지도 말고, 다른 일을 하지도 말고, 다른 생각을 하지도 말고 오직 독서하는 데 집중하라.

천천히 아주 천천히 세심하게 읽으면서 독서에 집중하라. 이렇게 집중하면 독서삼매에 들어가게 된다. 이렇게 하면 독서가 재미있고 마음이 편안해진다. 또 이렇게 꾸준히 행위 명상을 하다 보면 나중엔, 주변에서 시끄럽게 떠들든, TV를 켜든, 고민거리가 있든 상관없이 독서에 집중하게 되고 재미를 잃지 않는다. 그리고 생각했던 것보다 상당히 빠른 속도로 읽게 된다.

4. 행위 명상 실습 - 운동, 레크리에이션

가끔 프로야구를 시청할 때 보면 야수가 어처구니없는 에러를 범하는 경우를 본다. 그 이유를 이러다 저렇다 말하지만 역시 집중력이 떨어졌기 때문이다. 플레이하는 그 순간 공에 집중하면 결과도 좋다. 타자는 투수가 던진 공에 집중하고, 투수는 포수 글러브에 집중해야 하고, 야수는 날아오는 공에 집중해야 하다. 물론 공이 투수의 손을 떠나기 전에 타자는 구질을 생각할 수 있다. 그러나 공이 투수의 손을 떠났으면 공에 집중해야 한다. 야수도 마찬가지다. 공을 잡으면 어떻게 해야겠다는 생각을 하겠지만 어쨌든 공을 잡는 그 순간에는 공에 집중해야 한다.

여러분이 어떤 운동을 하든지 그 운동하는 동안에는 오직 운동하는 행위에 집중하라. 행위 명상에서 집중하기 가장 쉽고 집중력이 좋은 것이 운동이다. 운동하는 동안에는 잡념이 들어오지 않기 때문이다.

5. 행위 명상 실습 - 음식 먹기 🌿

　행위 명상을 하기 전에 호흡 명상 실습 4를 하고 여유가 더 있으면 무념무상 명상까지 한다.

　음식을 먹기 전에 앞에 놓인 음식이, 음식이 되어 식탁 앞에 놓이기 전까지 과정을 생각한다. 예를 들어 고등어조림이면 고등어를 잡기 위해 어부들이 풍랑을 헤치고 먼 바다까지 가서 고등어를 잡고, 잡아온 고등어를 수산시장에서 사가고, 그것을 생선 가게에서 사고, 그것을 아내나 조리할 사람이 사와 정성껏 다듬고 조리하는 과정을 떠올리고 고등어와 음식으로 만들어진 과정에 참여한 모든 분들께 감사한 마음을 갖는다.

　필자는 육식을 하지 않는데 그 이유는 가축의 고통을 알기 때문이다. 누군가의 먹이가 되기 위해 태어나서, 비참하게 살다가, 처참하게 죽어가는 그들의 삶을 알기에 먹지 않는다. 내가 치킨을 한 마리 먹으면 또 다른 닭이 먹이가 되기 위해 태어나고, 또 다른 닭이 비참하게 길러지고, 또 다른 닭이 처참하게 죽어간다. 그것을 알기에 육식을 하지 않는다. 하지만 우유, 계란 등은 먹는다. 생선도 먹는다. 내가 다시 태어난다면 생선으로 태어나 살다가 죽는 것이, 닭, 돼지, 소 같은 가축의 삶보다 고통이 덜하기 때문이다. 생선도 가능하면 먹지 않을 계획이다.

　여러분은 음식을 먹을 때 모세와 예수, 마호메트 같은 무당들이 만든, 있지도 않은 허망한 하느님(알라)에게 감사 기도를 하지 말고 음식이 되어 죽어간 생명들에게 감사의 기도를 하라. 그것이 맞다. 그것이 참된 이치다.

음식을 먹을 때는 먹는 데 모든 것을 집중한다. 음악을 틀지도 말고, TV를 켜지도 말고, 다른 일을 하지도 말고, 다른 생각을 하지도 말고 오직 음식 먹는 데 집중하라. 천천히 아주 천천히 세심하게 씹고, 맛을 느끼면서 음식 먹기에 집중하라. 이렇게 집중하면 음식 먹기 삼매에 들어가게 된다. 이렇게 하면 음식도 맛있고 소화도 잘되고, 마음이 편안해진다.

또 이렇게 꾸준히 행위 명상을 하다 보면 나중엔, 주변에서 시끄럽게 떠들든, TV를 켜든, 고민거리가 있든 상관없이 음식 먹기 하나에 집중하게 되고 음식 먹기의 맛도 잃지 않는다. 의식을 분열하면 스트레스가 쌓이고, 하는 행위의 맛을 잃게 한다.

과식하지 마라!

과식은 음식이 되어 죽어간 생명과 대자연에 대한 죄악이다. 생명을 유지하는 데 필요한 이상으로 먹지 마라. 그대가 다른 이와 대자연에 갚아야 할 빚이다.

6. 행위 명상의 좋은 점

§ 집중력이 좋아진다. 1

집중은 능동적 집중과 수동적 집중이 있다. 능동적 집중은 스스로가 원하는 대상에 의도한 대로 의식을 집중하는 것이다. 하지만 수동적 집중은 스스로의 힘으로 집중하는 것이 아니라 대상에 의해서 집중되는 것이다. 공부, 독서, 일, 운동, 여행 등등은 능동적 집중이고,

TV 시청, 스포츠 관람, 영화 관람, 등등은 수동적 집중이다.

능동적 집중은 스스로가 순간순간 집중해야 하지만, 수동적 집중은 TV 방영 내용이 재미있다든지, 스포츠가 박진감 있다든지, 영화가 재미있다든지 해서 주의 집중을 끈다. 그래서 수동적 집중은 주의 집중력 향상에 도움이 되지 않고 오히려 대상에 빠져 헤어나지 못하게 하는 역할을 한다. 싸움구경, 불구경 등은 내가 집중하는 것이 아니라 싸움과 불이 관심을 끌고 주의를 집중시키는 것이다.

행위 명상을 하면 능동적 집중력이 상당히 좋아진다.

§ 집중력이 좋아진다. 2

누구든 방 안에 가두고 3시간 동안 가만히 앉아 있으라고 하면 지루해서 그렇게 못할 것이다. 하지만 돈 내기 고스톱이나 카드를 한다면 3시간이 아니라 10시간이라도 몰입해서 한다.

행위 명상은 하고 있는 행위에 대해서 집중하고 맛을 느끼는 것이다. 몰입하는 것이다 그래서 잡념이나 다른 감각의 느낌을 느끼지 못한다. 주먹다짐을 하고 싸울 때 모기가 문다고 그것을 느끼는 사람이 없듯이, 우린 큰 고통을 느낄 때 작은 고통은 느끼지 못한다.

집중력도 그와 같다. 지금 하고 있는 일에 집중하여 의식을 선점하고, 의식을 단단히 점령해버리면 다른 것이 들어올 틈이 없다.

§ 일의 능률이 오른다.

행위 명상을 하면 지금 하는 일로 의식을 모두 채워, 집중하고, 맛을 느끼고, 재미를 느끼므로 일에 능률이 오른다. 세상사 피할 수 없으면 즐기라고 했다. 하가 싫은 일이라도 집중해서 하면 재미있고 즐겁다. 그리고 능률도 오른다. 집중하지 않으면, 재미도, 즐거움도 능률도 오르지 않는다. 재미있어서 집중하는 것이 아니라 집중하다 보니 재미있고 즐거운 것이다.

기분도 안 좋고, 고민이 있을 때 집안 청소에 집중해서 깨끗이 청소해 놓으면 기분도 상쾌하고 마음도 즐거운 경험이나, 공부도 안 되고 답답할 때 책상과 책꽂이, 서랍을 정리하면 기분도 상쾌하고 마음도 가벼운 경험이 있을 것이다. 이렇게 하는 일에 집중하면 기분도 상쾌하고 마음도 즐겁다.

§ 삶이 행복해진다.

의식에 하나로 채워 삼매에 드는 것은 행복한 일이다. 사람이 가장 행복한 모습을 그린다면 무언가에 푹 빠져있는 모습이다.

의식을 분열하면 스트레스가 쌓이고, 하는 행위의 맛을 잃게 한다. 생각해보라. 바쁜 일상에서 허겁지겁 먹는 밥이 맛이 있겠는가? TV에 시선이 가 있으면서, 나누는 가족 간의 대화가 깊어지겠는가? 이것저것 그대를 둘러싼 객체들이 그대의 의식에 제멋대로 자리를 차지하고, 서로 다투어 그대의 의식을 찢어버리면 그대는 평안하겠는가?

지금, 그대가 하는 행위에 집중하여 마음이 평안해지고, 몸이 건강하고, 순간순간의 맛을 제대로 느끼며 살아가는 삶이야말로 가장 행복한 삶이다.

§ 성공을 보장한다.

지금, 그대가 하는 행위에 집중하여 삼매에 들어가면 그대의 삶도 행복해지지만 그대가 원하는 목표도 보다 빨리, 쉽게 이룰 수 있다.

예전에 정주영 전 현대그룹 회장이 자신의 성공담을 이야기한 적이 있다. 자신이 남보다 빨리, 크게 성공한 이유는 자신 앞에 놓인 일에 집중을 했기 때문이라는 것이다. 즉 높은 계단을 오를 때 멀리 정상을 보면서 오르지 않고, 앞에 오를 계단만 바라보고 열심히 오르다 보니 어느새 계단의 정상에 올라와 있다는 것이다.

또 다른 사례는 철혈재상 비스마르크의 일화다. 비스마르크가 젊은 시절 동료들과 술자리를 한 적이 있는데 공무원이었던 그들은 각자의 꿈에 대해서 이야기를 했다. 어떤 사람은 장관이 되고 싶다고 하고, 또 어떤 사람은 재상이 되고 싶다고 했다. 비스마르크의 차례가 되자 비스마르크는 지금 자신의 직급보다 한 직급 위의 직급이 되는 것이 꿈이라고 했다. 그러자 동료들은 겨우 꿈이 그것이냐며 놀렸다. 하지만 그때 그 자리에 있었던 사람 중에 정작 꿈을 이룬 사람은 비스마르크 한 사람뿐이었다.

성공하고 싶은가? 그렇다면 지금 그대가 하는 일에 집중하라! 집중하면 삶이 재미있고, 평안하고, 맛있다.

§ 마음이 평안해진다.

행위 명상에 집중하다 보면 번민이나, 잡념, 고민 등이 마음에 들어올 틈이 없다.

필자도 마음에 쓸데없는 걱정거리가 들어와 스스로를 괴롭히면 순간순간 하는 행위에 집중한다. 독서하면 독서하는 데 집중하고, 일하면 일하는 데 집중하고, 청소하면 청소하는 데만 집중하려고 한다. 그러다 보면 하는 행위에 재미를 느끼고 몸은 조금 피곤해도 마음은 가벼워진다. 그리고 일에 능률도 올라서 일을 끝내고 나면 마음도 한결 뿌듯해진다.

고민은 고민한다고 해결되는 것이 아니다. 시간과 그대의 결단만이 필요할 뿐이다.

그대여, 마음이 심란하고, 고민에 시달리는가? 그렇다면 지금 그대가 하는 일에 집중하라! 즐거움과 평안이 찾아오리니.

§ 삶에 적극적인 자세를 길러준다.

잡념과 고민에 빠져있는 사람은 아무래도 소극적일 수밖에 없다. 햄릿형 인간은 적극적인 문제 해결보다는 문제를 회피하거나 고민만 하다가 소중한 세월만 낭비한다. 잡념과 고민, 소극적인 자세도 습관이다.

행위 명상을 하면 지금 하는 일로 의식을 모두 채워, 집중하고, 맛을 느끼고, 재미를 느끼므로 일에 능률이 오를 뿐만 아니라. 스스로에게 닥쳐오는 순간순간을 두려워하기보다는 희망과 희열로 맞이하게 된다. 작은 순간순간의 성공이 자신감과 즐거움, 그리고 마음의 평안을 가져다준다.

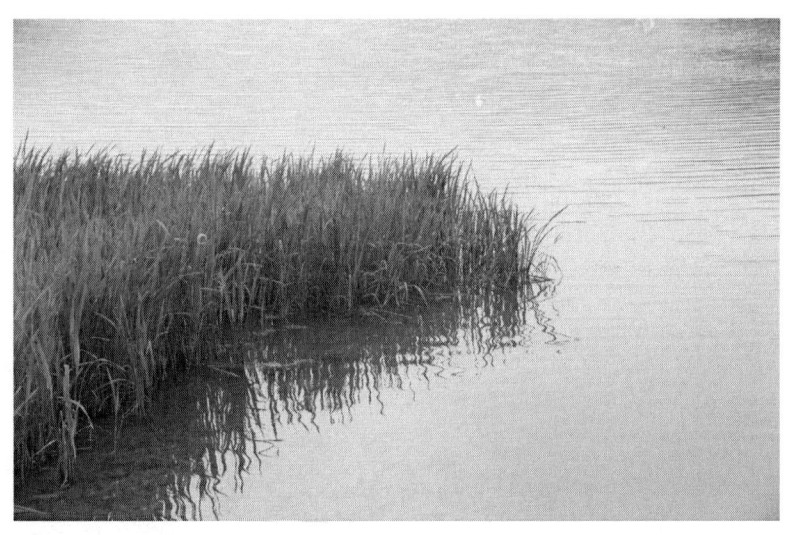

10분
영혼 운동법

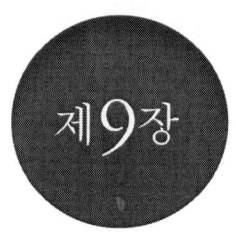

제9장

명상법7 – 사유 명상(지혜 명상)

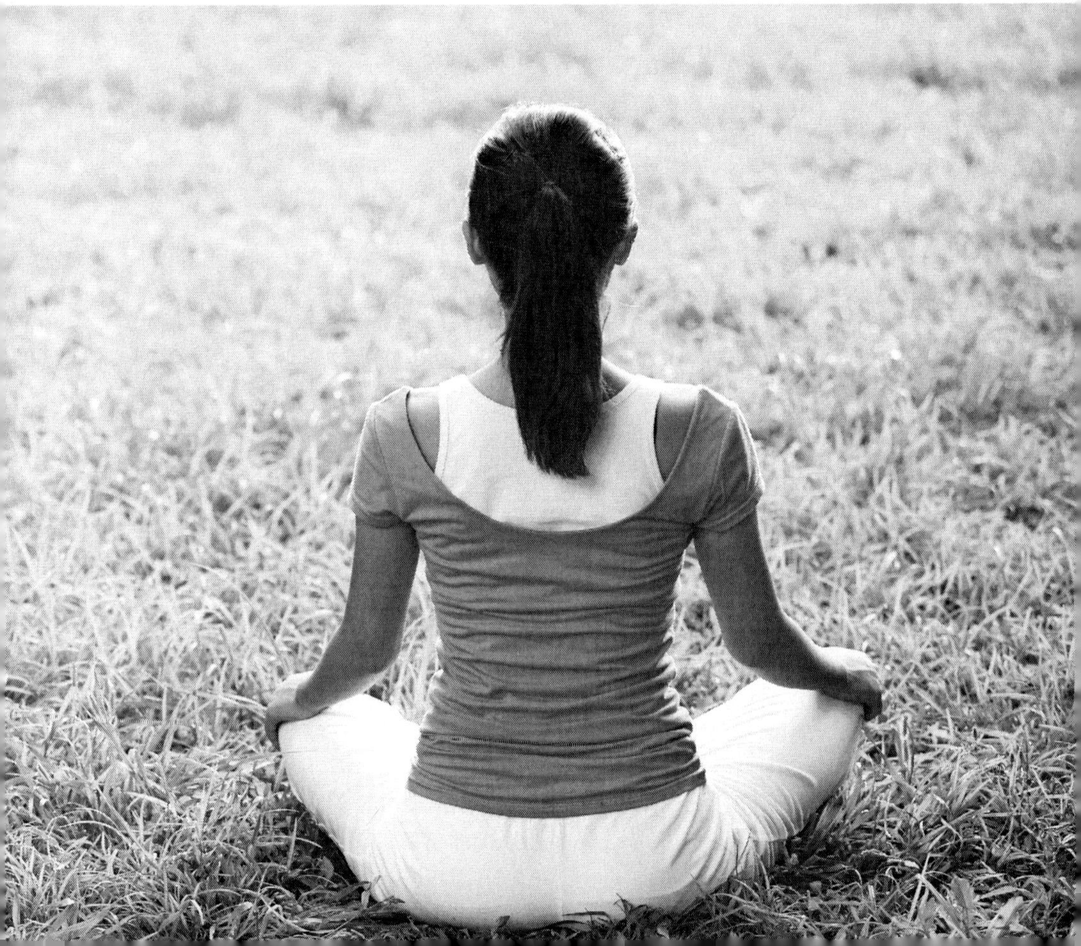

1. 사유 명상이란?

　무념무상에 이르러 의식을 깨끗이 비우고 사유(사색)에 집중하는 것이다. 의도와 다르게 불청객처럼 끼어드는 잡념과 다른 점은 어둠 속에서 손전등을 비추듯이 스스로가 찾고자 한 사색의 방향으로 하나하나 비추고 찾아가는 것이다. 그렇게 하면 자신이 육신과 운명에 세뇌되고 갇혀서, 육신과 운명의 수레바퀴, 일상의 수레바퀴에서 보지 못하고 느끼지 못했던 스스로의 어리석음 또는 사악함을 알게 된다. 나아가 스스로와 일체도 알게 되고, 생과 사의 수레바퀴도 보게 되고, 그것에서 벗어난 참된 이치도 알게 되어 절대평안에 이르는 길을 찾아가게 된다.

2. 사유 명상 실습 - 인과의 법

　명상의 기본자세로 자세를 잡고 호흡 명상 후 무념무상 명상에 이른다. 자신을 제일 괴롭히는 고민을 떠올린다. 이때 고민을 자신의 입장에서, 자신의 틀 안에서 바라보지 말고 자신은 고민으로부터 자유로운 객관적인 입장에서 바라본다. 고민을 세세히 구체적으로 밝히고, 고민의 원인이 무엇인가를 거슬러 자세히 찾아간다. 그러면 자신이 현재에 미래의 고민을 만드는 뿌리가 되거나, 지금 고민의 과거 원인이 됨을 찾을 것이다.

　결국 모든 고민의 중심에는 '나'라는 찰나에 육신과 운명을 뒤집어 쓴 껍데기가 있음을 알 것이다. 지금 나의 고통은 과거의 어리석은 내가 만든 미래요, 지금 나의 어리석은 행위는 미래의 고통을 만들어가는 원인임을 알게 된다. 그래서 '나'라는 찰나에 육신과 운명을 뒤집어쓴 껍데기에 가려졌던 스스로를 찾아 떠나는 사색의 여행을 하게 되고, 모든 집을 뚫고 흐르는 참된 생명, 스스로에 눈을 뜨게 된다. 비로소 스스로를 알게 됨으로 무엇이 헛되고 무엇이 참됨을 스스로 보게 된다. 스스로가 찰나에 뒤집어쓴 육신과 운명에 세뇌되고 갇혀서 어리석어지고 사악해져, 세뇌된 욕망을 잔뜩 머금고 삶을 살아가니, 그동안 부렸던 욕망이 짐으로 돌아와 온통 괴로움이요, 슬픔이다.

　이렇게 원인을 찾아 세세히 밝히다 보면 미래의 결과도 세세히 보인다. 대자연에 어떠한 것도 그냥 나온 것이 없다. 나오기까지 원인, 준비, 과정이 있다. 그대는 결과만 보았기에 이상하게 느끼고, 괴로워하고, 억울해하고, 두려워하고, 슬퍼하지만 원인을 알게 되면 괴로워할 것도, 억울할 것도, 두려워할 것도, 슬퍼할 것도 없다. 오히려 원인을 제대로 알아 스스로가 어리석고 사악한 수레바퀴에서 벗어나는 것이 바람직함을 알리라.

　그리하면 과거의 나쁜 원인은 점차 사라질 것이요, 지금 하는 그대의 나쁜 수레바퀴로부터 벗어나는 행위가 미래의 그대를 괴로움으로부터 자유롭게 한다.

　그대의 운명이 아닌 다른 어떠한 사건이라도 이렇게 원인과 결과를 세세히 살펴보면 많은 것을 얻게 된다. 무엇이라도 좋다. 천천히 세세히 사유하여 살펴보아라. 그대를 지혜의 눈을 뜨게 하리라.

　이렇게 사유로 지혜의 눈을 뜨다 보면 원인도 알게 되고, 결과도 예측할 수 있고, 나쁜 결과로부터 벗어나는 법도 알게 된다. 그리고 내 안에 갇혔던 좁고 어리석은 시야를 벗어나 넓고 현명한 시야를 얻을 수 있다. 더 나아가 생과 사의 수레바퀴도 보이고 커다란 피라미드도 보이고, 그것들에 갇히지 않은 참된 이치도 보게 된다.

3. 사유 명상 실습 – 인지의 틀 보기 🌿

명상의 기본자세로 자세를 잡고 호흡 명상 후 무념무상 명상에 이른다. 자신이 최근에 무엇 때문에 혐오감을 느꼈다든가, 무엇을 증오했다든지, 무엇을 즐거워했다든지 등등 한 가지만 떠올린다. 그 느낌, 감정이 언제, 어디서부터 생겼는지 사색한다. 그리고 그 감정이 다른 사람들이나, 다른 생명에게도 같게 느끼는지도 살핀다.

느끼는 감정이 같은 사람들은 어느 부류의 사람들이 느끼는지 왜 그들도 그런 감정을 느끼는지 살핀다. 느끼는 감정이 다른 사람은 왜 그런 감정을 느끼지 않는지 살핀다. 그렇게 살피다 보면 자신의 뇌에 알게 모르게 세뇌된 것들이 있고, 쌓여가고, 점점 일정한 틀을 만들어가고 그 틀에 따라 행동하고, 기뻐하고, 만족하고, 즐거워하고, 분노하고, 증오하고, 사랑하고, 괴로워하고, 슬퍼하고, 두려워하는 스스로를 알게 된다.

이번엔 그렇게 만든 인지의 틀이 바른가를 살펴본다.

어느 것에도 갇히지 않은 참된 이치인가? 육신과 운명에 갇힌 어리석고 사악한 이치인가?

예전에 이라크의 민간 병원에 미군이 비행기로 폭격을 한 적이 있다. 그 장면이 실시간으로 미국 전역에 중계되었고 그것을 본 미국 본토의 술집마다 마치 자신이 응원하는 프로스포츠 팀이 승리한 양 서로 맥주잔을 부딪치며 축배를 드는 장면을 뉴스로 보았다.

내 생명, 내 가족의 생명이 소중하면 다른 이의 생명, 다른 이의 가족의 생명도 소중한 것이다. 그것이 참된 이치다. 사람들은 육신과 운명, 세상에 알게 모르게 세뇌되어 점점 어리석어지고, 사악해져 간다.

필자는 가끔 삼국지의 어리석고 사악함을 이야기하곤 한다. 공자와 맹자, 손자 같은 울타리와 피라미드의 주구들에게 깊게 세뇌된 자가 쓴 삼국지에서 유비는 한왕조의 부활을 꿈꾸는 의인으로 나온다. 하지만 그자가 자신의 입신양명을 위해 덧없고 허망한 대의명분으로 울타리와 피라미드를 만들고, 권능을 쥐고 전쟁을 일으키는 악마임을 사람들은 간과한다. 자신의 의형제 관우가 죽자 그는 복수심에 전쟁을 일으킨다. 평화를 위한 것도, 평등한 민주주의를 위한 것도 아닌 의형제 관우의 복수를 위해 전쟁을 일으켰고 그때 죄 없는 수많은 병졸들이 죽었다. 그때 죽은 수많은 이름 없는 병사들 하나하나는 누군가의 소중한 아버지요, 형이요, 동생이요, 오빠요, 손자인데 말이다.

아직도 삼국지를 읽으며 한 번에 병졸들을 수십 명씩 목숨을 앗아가는 살인마들의 창 놀림, 칼 놀림에 감동하는 어리석은 이들을 종종 본다.

우린 스스로를 지배하는 어리석고 사악한 가시관을 벗어야 한다.

알게 모르게 세뇌된 틀을 바로보고 그것이 바른가를 살펴봐야 한다.

4. 사유 명상 시 주의 사항 🌿

1. 사유 명상 시 주의 사항은 자신의 생각이나 틀을 철저히 배제하는 것이다. 자신을 객관화 하는 것이 중요하다. 그렇지 않으면 자신의 세뇌된 틀에 오염되어 보고 싶은 대로만 보고, 자신의 생각대로 보기 때문에 참된 이치를 왜곡시킬 수 있다.

그래서 결국 말뚝에 매어 말뚝을 따라 도는 소와 같이 되기 때문이다.

2. 사유 명상 시 사색은 상세하고 구체적으로 한다. 대충의 생각이나, 짐작만 갖고 하면 진전이 없고 오히려 망상으로 접어들 우려가 있다. 사색과 망상의 차이는 현실(now and here)로 돌아올 줄 알면 사

색이요, 현실로 돌아올 줄 모르고 헤매면 망상이다. 그리고 구체적이고 사실적이면 사색이요 두루뭉술하고 상상적이면 상상이나 망상이다.

5. 사유 명상의 좋은 점 🌿

§ 사고력을 길러준다.

현대인은 의식을 어지럽히는 많은 객체들에 쌓여 있다. 많은 문명의 이기, 많은 상품, 많은 신분, 다양한 성공, 다양한 욕망, 엄청난 정보 등등 그러다보니 무언가를 길게, 깊게, 넓게 생각할 틈이 없다. 그저 빨리 빨리, 건성건성 즐기고, 누리고, 소유하고, 버리기에 익숙하다.

사유 명상은 사색의 힘을 길러준다.

필자는 짧게는 몇 시간에서 길게는 평생을 두고 사색을 한다. 예를 들면 참된 이치에 대한 사색은 평생을 하고 있다. 살면서 틈틈이 하고 있고 지난번까지 한 이후 이어서 계속 하고 있다. 아마 육신을 벗어서도 하고 있지 않을 까?

사유 명상을 하다 보면 점점 깊어지고, 넓어지는 스스로를 발견하게 될 것이다.

사람에 따라 생각을 나쁘게 보는 사람이 있다. 심지어 어떤 명상 책에서는 마치 생각을 없애는 것이 명상의 목적인 양 기술한 책도 있다. 생각은 자체는 나쁜 것이 아니다. 다만 두 가지 원인을 갖고 있을 때 생각이 나쁘게 작용한다.

하나는 의식에서 원치 않는데 자꾸 의식을 침범하는 경우다. 그래서 의식을 분열시키고 의식을 산란하게 하여 스스로가 의도하는 행위를 방해하는 경우다. 물론 가끔 무언가 창의적인 것을 찾기 위해 의식을 비우고, 이때 빈 의식 속으로 들어온 잡념 중에 창의적인 것을 건질 때가 있다. 하지만 그 외에 무언가에 집중하려고 하는데 불청객처럼 의식 안으로 침범한 잡념은 하고자 하는 행위(사색 포함)에 방해가 된다. 그런 의미에서 잡념은 도움이 안 된다.

두 번째는 찰나에 뒤집어쓴 육신과 운명에 세뇌되어 갇혀서 어리석고 사악해지는 경우이다.

집에 갇힌 생명은 집 안에서 갇힌 이치로 알게 모르게 세뇌되고 그것이 인지의 틀을 형성하고 욕망을 일으킨다. 그래서 생각하는 것이 어리석고 사악해질 수밖에 없고 그것이 일체에 해를 끼치기 때문이다.

주변에서 범죄자들을 살펴보면 자기 안에 갇히거나 자기 집단에 갇혀 덧없고 허망한 그것들의 쾌락을 위하여 범죄를 저지르는 것을 많이 본다. 그들에게 다른 사람들은 자신과 영원히 완전하게 다른 사람으로 생각할 뿐 자신과 똑같은 생명을 가진 생명으로 생각하지 않는다.

또 그들에게 다른 사람들은 자신의 욕망을 채우는 도구로 생각할 뿐 자신과 똑같은 생명을 가진 생명으로 생각하지 않는다. 그래서 그들이 하는 생각은 어리석고 사악할 수밖에 없다.

생각 자체가 나쁜 것이 아니다. 생각을 다스리지 못하거나, 나쁜 생각을 하는 스스로가 나쁜 것이다. 생각은 엄청난 힘을 갖고 있다. 인류가 이룬 엄청난 물질문명도 그렇지만 그대와 인류를 구원할 참된 이치로 가는 정신문명의 길에도 열쇠가 될 것이다. 그러기 위해선 그대가 무엇에 세뇌되고 무슨 집에 갇혀 있는지 바로 알고 그 안에서 얼마나 나약하고, 어리석고, 사악해져 있는지를 살피고 사유하고 반성하여 절대평등, 절대자유, 절대평안으로 벗어나 영원히 존재하라!

§ 실천력을 높여준다.

생각이 많으면 실천력이 약해진다는 말이 있는데 그것은 잘못된 말이다. 생각이 많아서 실천력이 약해진 것이 아니라 생각한 것이 구체적이지 않기 때문이다. 이런 말이 있다. 100명이 똑같은 꿈을 갖고 있으면, 대부분이 막연한 생각을 하지만 그중에 열 명 정도가 꿈을 구체적으로 계획하고, 또 꿈을 구체적으로 계획한 사람 중에서도 그것을 실행에 옮기는 사람이 그 열 명 중에 하나라고 한다. 그래서 세상엔 꿈을 이룬 사람이 적다고 한다.

사유 명상을 통해서 기른 구체적이고 세세한 사고력은 여러분의 높은 실천력을 높여준다.

§ 창의력을 길러준다.

자신의 틀이나, 세상의 틀, 고정관념에서 벗어난 사고력은 무한한 창의력을 길러준다. 창의력이 막힌 것은 사고가 유연하지 못하고 너무 경직되어 있고, 틀에 갇혀있기 때문이다. 사유 명상으로 많은 틀에서 벗어나고 자유로운 사고로 많은 것을 찾고 창조할 수 있다.

필자는 고등학교 때 『갈매기 조나단』이라는 책을 읽어본 적 있다. 다른 갈매기들과 달리 날 수 있다는 능력을 물고기 잡는 데만 쓰지 않고 자신을 초월하는 수단으로 쓴 『갈매기 조나단』을 읽으며, 필자도 생각하는 힘을 먹고사는 데만 쓰지 말고 자신을 초월하는 수단으로서야겠다는 결심을 한 적 있었다.

생각은 그대를 초월하는 열쇠다. 생각은 보이지 않는 엄청난 도구다. 생각은 육안으로 볼 수 없는 세계를 보는 눈이다. 무에서 유를 창조하고 싶은가? 그렇다면 생각하라.

끊임없이, 한계 없이, 자유로이.

§ 지혜로워진다.

세상을 살다 보면 앞뒤 안 가리고 짧은 생각에 일을 저질렀다가 낭패를 본 경우를 많이 본다. 조금만 더 깊이 생각을 했다면, 조금만 더 따져보았다면 그런 실수를 저지르지 않았을 텐데 하고 때늦은 후회를 할 때가 많다. 사유 명상을 통하여 생각의 폭과 깊이가 더해지면 어떤 일을 도모할 때 많은 도움이 된다. 그리고 세상을 살다 보면 원하든 원치 않든 많은 정보를 접하게 된다.

그중에 제대로 된 정보가 있는가 하면 왜곡되거나, 거짓되거나, 과장된 정보도 많다. 이것들이 기억에 쌓이게 되면 잘못된 관념의 틀이 형성된다. 그렇게 되면 왜곡된 관념을 갖고 세상을 살게 된다. 사유 명상을 통하여 자신 안에 형성된 인지의 틀을 살피고 잘못 된 관념으로부터 벗어나 바른 시각을 갖고 살아갈 수 있다.

필자가 고등학교 다닐 적에 시골인 집에서 청주에 있는 학교까지 약 1시간 10분 정도 걸렸는데, 버스로 40분가량 걸렸고 버스 정류장에서 집에까지 30분 정도 걸렸다. 고등학교 2학년 때 어느 날 야간 자습을 마치고 집으로 오는 길이었다. 시각은 밤 12시 정도 되었고, 달빛도 흐린 밤이었다. 언제나처럼 혼자 버스정류장에서 집으로 가는 마을 앞 산자락에 조그마한 상엿집을 지나가는데 상엿집 뒤에 어떤 하얀 물체가 두 개 서 있는 것이었다.

필자는 순간 귀신이라는 생각에 사로잡혀 다리가 후들거리고, 가슴이 정신없이 뛰고, 정신이 혼미해져 한달음에 도망치듯 집으로 달려왔다. 집에 도착해서도 놀란 가슴을 진정시키느라 힘들었다. 무엇보다 걱정은 내일 또 그곳을 혼자 지나가야 한다는 것이었다. 다음 날 아침 그곳을 지나가면서 걱정스런 눈길로 그곳을 보았는데 귀신은 없고 새로운 비석이 두 개 서 있었다.

내가 학교에 간 사이 낮에 묘의 주인이 비석을 세운 것이었다. 등굣길에 필자는 많은 것을 깨우쳤다. 왜 나는 사실을 확인하기보다는 내 안에 알게 모르게 세뇌된 틀에 빠져 헤어나지 못했을까. 내 안에 세뇌된 많은 것들이 진실일까. 이런저런 사유를 하면서 나는 많은 거짓과 망상으로부터 벗어날 수 있었다. 귀신이 없다는 것도, 어젯밤의 나처럼 누군가 망상에 빠져 만들어냈다는 것도 알게 되었다. 귀신은 상상으로 만들어진 허상임을 알게 되었다. 그 후로 귀신이 있는 곳이라면 나는 담대히 그곳에 갔었고 누군가 거짓말한 그곳에 귀신이 없음을 확인했다.

1982년, 고등학교 2학년 때 하루는 학교에서 북한의 실상을 보여주는 영화를 보여준다고 해서 상당공원 근처에 있는 청주도서관에 청주고등학교(필자의 모교) 전교생들이 모인 적이 있었다.

영화의 내용 중에 나에게 충격을 준 화면은 김일성이 커다란 광장에 나타나자 붉은 꽃(?)을 들고 있던 수많은 북한 주민이 미친 광기의 소리를 지르면서 눈물을 흘리며 꽃을 흔드는 것이었다. 어린 아이부터 80이 넘어 보이는 비쩍 마른 할아버지까지 미친 듯이 울면서 열광하는 것이었다.

그때 그 장면을 보면서 학생들은 웃음이 팡 터졌다. 하지만 나는 웃음보다는 온몸에 소름이 돋았다. 나는 생각했다. 우리가 저런 미련한 장면을 보고 웃을 수 있는 것도 그나마 남한에 있는 우리가 조금 더 깨어있기 때문이라고 생각했다. 그렇다면 지금(전두환 체제) 우리의 생활을 보고 비웃는 이들은 없을까? 이런저런 생각을 하면서 나는 내가 속한 울타리를 알게 되었고, 피리미드를 상세히 들여다보게 되었다. 그때 난 이미 많은 것으로부터 벗어날 수 있었다.

눈뜨고 싶은가? 벗어나고 싶은가? 사유 명상을 하라!

사유 명상이 일상에 녹아들면 많은 지혜에 눈뜨고 많은 것으로부터 벗어나게 된다.

§ 트라우마로부터 벗어난다.

사람은 누구나 크고 작은 트라우마를 지니고 살아간다. 그것이 현재의 삶에 영향을 주는 경우도 있고 그렇지 않다가 어느 순간 다시 사로잡히기도 한다.

사유 명상을 통해서 지혜를 얻으면 트라우마도 덧없고 허망함을 안다. 생명은 갇히면 갇힌 것 때문에 약해진다. 육신에 갇히면 육신 때문에 약해지고 괴로워하며, 자식에 갇히면 자식 때문에 약해지고 두려워한다. 하지만 찰나에 뒤집어쓴 육신과 운명을 넘어 참된 생명에 눈뜨면 트라우마는 연기처럼 사라진다.

트라우마는 그 누가 만들어주는 것이 아니라 스스로 안에서 만들어지므로 안에서 없어지는 것이 맞다. 스스로 만든 것이니 스스로 없애서 벗어나는 것이다. 생명은 연속성 있게 사는 것 같지만 사실 순간순간 끊어서 사는 것이다. 다시 말하면 순간순간 끊어서 살아야 한다는 것이다.

사람의 몸을 보면 피부와 살은 3개월 정도면 새로운 세포로 싹 바뀐다고 한다. 오래 간다는 몸속의 뼈도 4년 정도면 다 바뀌어 새로운 뼈로 대체된다고 한다. 몸뿐만 아니라 시공 속에 그대도 순간순간 새로운 삶을 사는 것이다. 시간 속에서 그대는 1초 전의 그대가 아니다. 1초 전으로 돌아갈 수도 없고 1초 후에 5초 후로도 갈 수도 없다. 정해진 순간순간을 사는 것이다.

공간도 그렇다 그대가 일정한 장소에 가만히 앉아있지만 지구는 빠른 속도로 태양 주위를 돌고 태양은 은하 주위를 돌고 있다. 기억만이 그대를 가둘 뿐이다. 미래는 아직 오지 않았고 과거는 다시 오지 않는다. 지금 이 순간을 즐겨라! 순간순간 끊어서 살아라! 아무리 무거운 삶의 짐일지라도 순간순간 끊어서 살면 가볍다. 과거의 기억, 미래의 걱정 때문에 소중한 지금의 맛을 잃지 마라. 과거의 기억, 미래의 걱정 때문에 지금을 건성건성 사는 것보다 지금 이 순간에 몰입하는 것이 인생을 길게 사는 법이다. 과거의 기억, 미래의 걱정 때문에 항상 새롭게 다가오는 지금을 놓치지 마라. 지금 그대의 의식을 과거의 기억, 미래의 걱정으로 더럽히지 마라.

낭떠러지에 떨어지는 짧은 순간에도 삶의 참맛을 잃지 않고 사는 이가 바로 깨달은 이며, 벗어난 이다.

눈떠라 생명아!

찰나에 뒤집어쓴 육신과 운명도 덧없고 허망하거늘 그것들로 인해 생겨난 것들이야!

참된 이치, 참된 생명, 영원한 생명에 눈떠 절대평안으로 벗어나라!

§악업으로부터 벗어난다.

업이란 굴레를 말한다. 인과의 법에 따라 흐르는 대자연에서 어떠한 일이 일어나면 반드시 그 원인이 있고 지금 일어난 일은 미래의 원인이 된다. 땅에 콩을 심으면 다른 것이 나오지 않고 콩이 나오듯 대자연의 법은 오차가 없이 정확하게 들어맞는다. 그래서 깨달은 이들이 많이 느끼는 것이 바로 인과의 법칙이고 그로 인한 업이다. 찰나에 육신과 운명을 뒤집어쓰고 태어난 생명이 깨닫지 못해 어리석어지면 사악해져서 자신이 무슨 악업을 저지르는지도 모르게 살다가 다시 이 세상으로 돌아올 때 전에 남겼던 악업의 결과에 당하는 입장이 된다. 이렇게 수레바퀴 속에서 돌고 도는 것이다.

생명이 악업을 지을 땐 세 가지의 경우다.

하나는 커다란 수레바퀴에서 수없이 육신과 운명을 뒤집어쓰고 생과 사를 넘으며 존재하는 사실을 모르는 것이다. 그래서 그들은 육신을 벗으면 다 끝이라고 생각하여 다른 생명에게 온갖 악행을 저지르다 간다.

어느 어리석고 사악한 종교의 무당들은 이곳에서 죽으면 영원히 이 세상으로 돌아오지 않고 자신들이 만든 신의 심판에 따라 천국과 지옥에 간다고 한다. 그래서 자신들이 만든 신을 섬기게 하고. 자신들이 만든 계율을 지키게 하고, 신의 대리인인 자신들의 종으로 생명들을 전락시켜 삶과 부, 얼을 착취하고 있다.

생각해보라, 사막 한 가운데 샘이 있는데 갈증에 힘겹게 길을 가던 나그네가 샘에 도착하여 이 사막을 다시는 지나가지 않는다고 생각한다면 그는 샘을 깨끗이 하지 않을 것이고 심지어 마음이 더러운 이는 샘에 오염물을 집어넣을 것이고 마셨던 바가지도 깨어버릴 것이다. 하지만 이 사막을 다시 지나간다고 생각하면 그는 샘에서 물을 마신 후 샘 주변을 깨끗이 할 것이고, 마셨던 바가지도 깨끗이 씻어서 놓을 것이다. 그리고 심지어 악한 마음을 가진 자라도 샘을 더럽히거나 바가지를 함부로 다루지 않을 것이다.

그래서 대자연의 법을 무시하고 이 세상에 다시 오지 않고 자신들이 만든 망상의 지옥과 천국에 생명들을 가두어 생명들의 삶과 부, 얼을 착취하는 무당들이 어리석고 사악한 것이다. 그 자들은 이번 생에 자신들이 놓은 덫에 다음 생에 자신들이 걸려 죽는다는 대자연의 법을 모르는 어리석고 가엾은 무당들이다.

두 번째 죄를 짓는 경우는 자신이 얼마나 어떻게 죄를 짓는지 모르는 것이다.

전에 TV에서 자신은 한 달에 돼지 한 마리가량의 돼지고기를 먹는다고 자랑하며 카메라맨이 집에서 그것을 촬영하도록 한 어느 여자를 본적 있다. 사육되는 돼지가 얼마나 비참하고 처참한 삶을 사는지 그 여자는 자신이 먹는 돼지의 삶을 알까? 누군가의 먹이가 되기 위해 태어나고, 비참하게 살다가 처참하게 죽어가는, 자신이 먹는 돼지의 삶을 알까?

지금 그녀가 하는 행위가 삶과 죽음을 넘어서 육신과 운명으로 갚아야 할 빚이라는 것을 알까?

이라크 병사들을 폭격하여 수백 명을 죽이는 장면을 TV로 보면서 술집에서 축배를 드는 미국인들은 처참하게 죽어간 그 이라크 병사도 누군가의 소중한 아버지요, 아들이요, 형이요, 오빠요, 동생임을 생각할까?

세 번째 죄를 짓는 경우는 모든 집을 뚫고 흐르는 하나의 생명을 보지 못하고 찰나에 뒤집어쓴 육신과 운명에 세뇌되고 길들여져 어리석고 사악한 '나'라는 껍데기 관념, '우리'라는 껍데기 관념에 나와 다른 이를 구별하여 덧없고 허망한 나와 우리를 위하여 악을 짓는 것이다. 씨족, 국가, 민족 등등 나누어 차별하고 악을 짓는 것이다.

성경 마태복음 15장 21절~28절에 어리석고 사악한 무당 예수가 민족이라는 것으로 구별을 지어서 다른 민족을 개새끼로 취급하는 구절이 있다. 지금의 이스라엘이 팔레스타인 난민들을 학살하듯이 무당 예수는 이스라엘이라는 껍데기를 위해서 다른 민족의 생명들을 향해 이처럼 총칼로 학살도 마다하지 않을 자이다. 그럴싸한 말로 도배를 해도 모세와 예수, 자신의 거짓과 망상으로 만든 여호와를 팔아먹으며 민중을 자신의 종으로 전락시켜 짓밟고 삶과 얼을 착취한 어리석고 사악한 무당 모세와 예수의 악행은 다 가릴 수 없는 법이다.

신약성경을 소크라테스 이래 현자들의 말을 훔쳐다가 그럴싸한 말로 도배를 하여 무당 예수를 우상화하여도, 예수 자신의 거짓과 망상으로 만든 여호와를 팔아먹으며, 민중을 자신의 종으로 전락시켜 민중의 머리를 짓밟고 삶과 얼을 착취한 어리석고 사악한 무당 예수의 악행은 다 가릴 수 없는 법이다.

지금도 무당 예수를 따라하는 무당들이 있으니 그 자들의 죄에 대한 심판이 멀지 않으리라! 이처럼 찰나에 뒤집어쓴 육신과 운명에 세뇌되고 길들여져 어리석고 사악한 '나'라는 껍데기 관념, '우리'라는 껍데기 관념에 나와 다른 이를 구별하여 덧없고 허망한 나와 우리를 위하여 악을 짓는 것이다.

사유 명상을 하면 육안으로 보지 못했던 것을 보게 되고, 자신의 머리에 알게 모르게 세뇌된 어리석음과 사악함으로부터 벗어나 참된 지혜를 얻어 악의 굴레로부터 벗어나게 된다.

§ 참된 행복을 누린다.

생명은 육신과 운명에 세뇌되고 세뇌된 욕망 때문에 스스로를 잃어버려, 어리석은 세뇌물과 욕망이 스스로인 양 착각하여 세상을 덧없고 허망하게 살다갈 뿐만 아니라 다른 이에게도 해를 끼치는 경우도 많다.

알렉산더와 디오게네스 일화 중에 이런 이야기가 있다. 하루는 디오게네스가 알렉산더에게 물었다. "폐하의 꿈이 무엇입니까?" 알렉산더는 "유럽을 정복하는 것이요."라고 대답하자 디오게네스가 또 물었다. "그것이 이루어지면 다음 꿈이 무엇입니까?" 알렉산더는 "이집트를 정복하는 것이요."라고 대답하자 디오게네스가 또 물었다. "그것이 이루어지면 다음 꿈이 무엇입니까?" 알렉산더는 "인도를 정복하는 것이요."라고 대답하자 디오게네스가 또 물었다. "그것이 이루어지면 다음 꿈이 무엇입니까?" 알렉산더는 "세계를 정복하는 것이요."라고 대답하자 디오게네스가 또 물었다. "그것이 이루어지면 다음 꿈이 무엇입니까?"

알렉산더는 "그리고 나서 쉬는 것이요."라고 대답하자 디오게네스는 이렇게 대답한다. "폐하 그러면 지금 쉬세요."

알렉산더는 젊은 나이에 전쟁터에서 죽을 때까지 생명에 대한 살육을 멈추지 않았고 알렉산더 본인도 살육 현장인 전쟁터에서 죽었다. 그가 일으킨 전쟁은 평등한 생명들을 위해 평등한 민주주의를 위한 전쟁도 아니요 그저 육신과 운명에 세뇌되고 갇혀서 덧없고 허망한 욕망을 채우기 위한 전쟁이었다. 그래서 그는 짧은 생을 다른 이들의 피를 보며 살았고 자신의 삶도 고달팠다. 그가 정복 전쟁으로 얼마나 많은 사람들의 소중한 목숨을 앗아갔겠는가. 이처럼 찰나에 뒤집어쓴 육신과 운명에 세뇌되고 갇혀서 어리석어지고 사악해지면 악마가 되는 것이다. 히틀러처럼, 나폴레옹처럼, 칭기즈칸처럼 찰나에 뒤집어쓴 육신과 운명에 세뇌되고 갇혀서 어리석어지고 사악해지면 악마가 되는 것이다.

사람들은 스스로를 잃어버리고 세뇌된 헛된 욕망을 쫓기 때문에 참된 행복을 누리지 못한다. 참된 행복이 늘 옆에 같이 있어서 쉽게 누릴 수 있어도 알지 못하고 세뇌된 욕망이 이루어져야만 행복하리라는 착각으로 한평생을 살다간다. 그래서 인생이 허망한 것이다.

사유 명상을 하면 육안으로 보지 못했던 것을 보게 되고, 자신의 머리에 알게 모르게 세뇌된 어리석음과 사악함으로부터 벗어나 참된 지혜를 얻어 악의 굴레로부터 벗어나고 참된 행복을 누리게 된다.

§ 참된 부끄러움을 안다.

요즘 사람들은 참된 부끄러움을 모른다. 물질을 비교하여 그것으로 부끄러움을 느낄 뿐 스스로의 어리석음과 사악함에 대해서는 부끄러움을 느낄 줄 모른다.

얼마 전까지 나는 약 18년 된 소형 중고차를 타고 다녔다. 내 딸들은 오래된 아빠의 차를 다른 사람들의 차와 비교하면서 창피하다고 했다. 그런데 이러한 생각들은 아직 어린 내 딸들만의 생각이 아니다.

요즘 세상사람 대부분은 소유한 물질이나 육신을 가지고 부끄럽거나 자랑스러워한다. 찰나에 뒤집어 쓴 육신도 스스로의 것이 아니요, 스스로가 아닌데 하물며 그 육신으로 소유한 것들이야! 참된 부끄러움은 스스로와 일체를 깨닫지 못하고 찰나에 뒤집어쓴 육신과 운명에 세뇌고 길들여져 어리석고 사악한 '나'라는 껍데기에 갇혀, '나'라는 껍데기를 위해 온갖 어리석음과 사악함을 지으며 사는 생이다.

참된 부끄러움을 모르는 생명들이 사는 세상 그곳이 지옥이다. 참된 부끄러움을 알고 부끄럽지 않게 살려고 모두가 노력하는 세상 그곳이 낙원으로 가는 길이다.

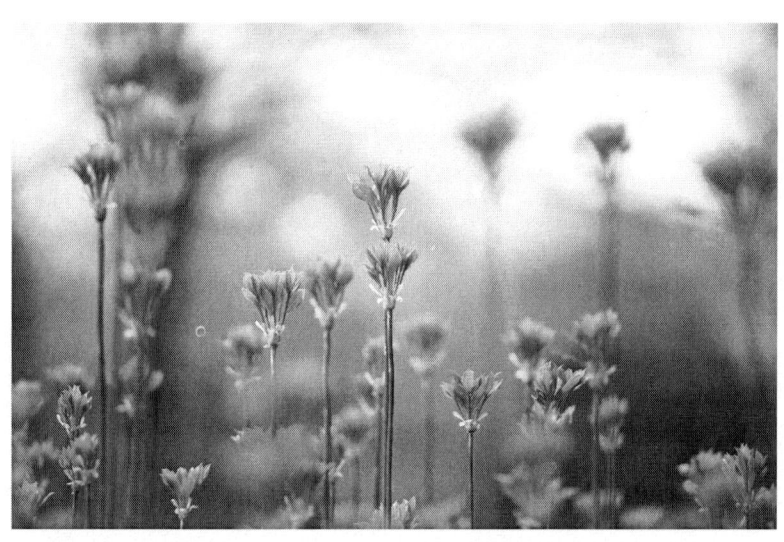

10분

영혼 운동법

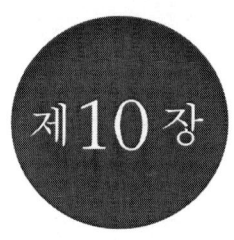

제 10 장

명상법8 - 참사랑 명상

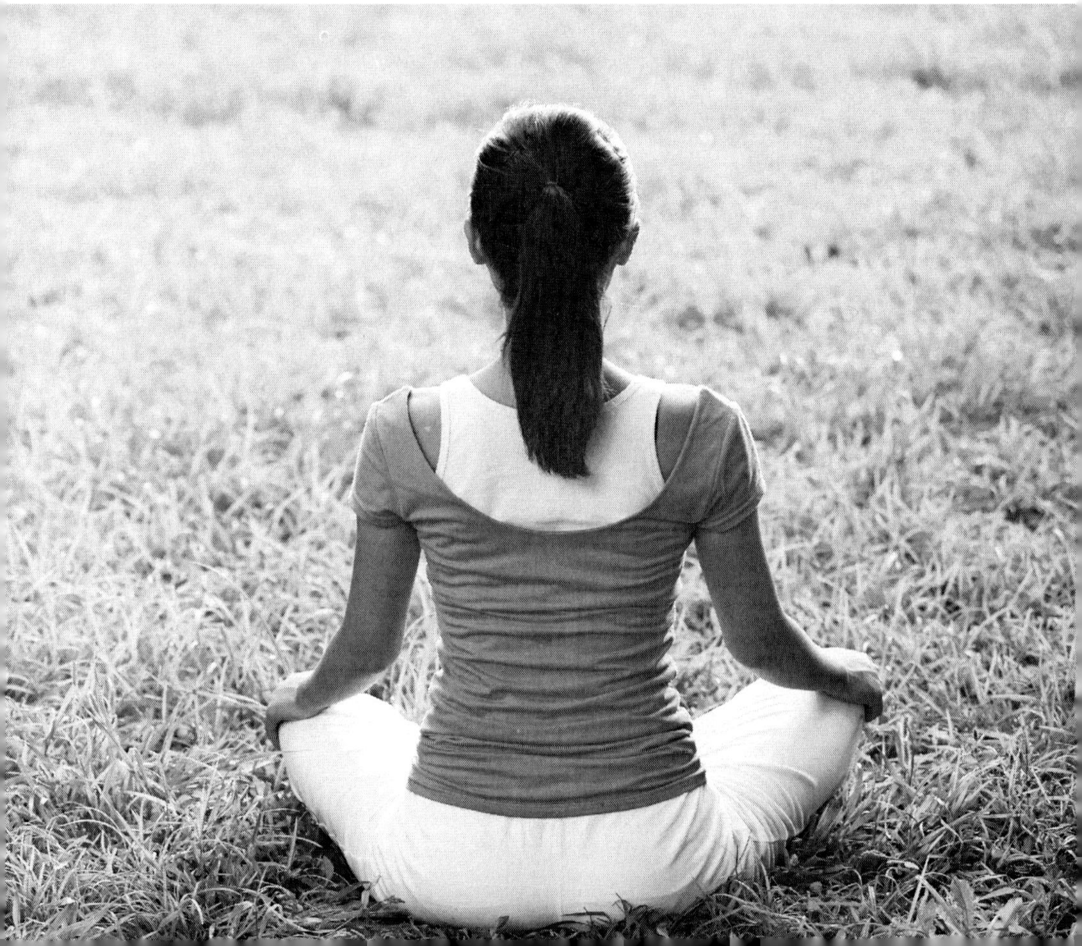

1. 참사랑 명상이란? 🌿

첫째, 스스로를 알고, 스스로를 앎으로 일체를 알아, 찰나에 뒤집어 쓴 육신과 운명에 세뇌되고, 길들여지고 갇혀 육신과 운명이 영원한 제 집인 양 어리석어지고, 사악해지며 악업을 짓고 그 수레바퀴에서 온갖 괴로움과 모진 운명 속에 사는 생명들에 대한 측은한 마음을 갖는 것이다.

둘째, 스스로를 알고, 스스로를 앎으로 일체를 알아, 생명이 찰나에 뒤집어 쓴 육신과 운명에 세뇌되고, 길들여지고 갇혀 덧없고 허망한 껍데기인 육신과 운명이 영원한 제 집인 양 어리석어지고, 사악해졌지만 껍데기를 벗으면 모두가 하나의 생명임을 알고 생명들을 사랑하는 것이다.

참사랑 명상법은 박애로 모든 생명, 일체, 참된 이치에 대한 사랑을 말한다.

찰나 동안 뒤집어쓴 껍데기에 세뇌되어 껍데기와 울타리, 집, 경계에 갇힌 사랑이 아니라 모든 집을 뚫고 흘러 어느 것에도 갇히지 않은 영원한 참된 이치와 같은 사랑이다.

2. 참사랑 명상 실습 - 측은지심 🌿

명상의 기본자세를 잡고 호흡 명상과 무념무상 명상을 한 후 지혜 명상을 통해서 스스로의 껍데기를 하나하나 벗겨본다. 이름, 육신, 관계(가족, 직장, 국가……), 세뇌된 것, 습성, 먹는 것, 살기 위한 몸부림, 부린 욕망, 부린 욕망으로 인한 악행, 악행으로 인한 돌아올 짐 등등.

하나하나 세세히 살펴서 보라. 그리고 일체를 보라!

그리고 일체 중에 일부인 대자연을 보라. 대자연 안에 군데군데 있는 커다란 피라미드를 보라 그곳에서 껍데기를 갈아입으며 생과 사를 넘어 커다란 수레바퀴 속에서 돌고 돌며 괴로워하는 어리석고 가엾은 생명들을 보라! 어리석고 가엾은 생명들을 보라! 느껴라. 그들의 아픔을! 느껴라. 그들의 괴로움을! 느껴라. 그들의 슬픔을!

세뇌된 욕망을 먹고 어리석음의 수레바퀴, 사악함의 수레바퀴를 돌리며 돌아가는 생명들의 어리석고 가엾은 운명을 보라! 느껴라. 그들의 아픔을! 느껴라. 그들의 괴로움을! 느껴라. 그들의 슬픔을!

찰나에 뒤집어쓴 육신과 운명에 세뇌되고 길들여지고 갇혀서 육신의 자기복제 욕망과 운명의 자기복제 욕망에 살다가는 어리석고 가엾은 생명들을 보라! 느껴라. 그들의 아픔을! 느껴라. 그들의 괴로움을! 느껴라. 그들의 슬픔을!

사람의 껍데기를 뒤집어쓴 생명에 국한되지 말고 모든 생명에 하나하나 느껴라!

느껴라. 그들의 아픔을! 느껴라. 그들의 괴로움을! 느껴라. 그들의 슬픔을!

3. 참사랑 명상 실습 - 하나의 생명

명상의 기본자세를 잡고 호흡 명상과 무념무상 명상을 한 후 지혜 명상을 통해서 스스로의 껍데기를 하나하나 벗겨본다. 이름, 육신, 관계(가족, 직장, 국가……), 세뇌된 것, 습성, 먹는 것, 살기 위한 몸부림, 부린 욕망, 부린 욕망으로 인한 악행, 악행으로 인한 돌아올 짐 등등.

하나하나 세세히 살펴서 보라. 스스로의 껍데기(육신과 운명)가 어디서 와서 어디로 가는지 살펴라. 언제 스스로가 그것을 입고 언제 벗는지 살펴라. 찰나에 뒤집어쓴 껍데기를 모두 벗으면 참된 생명이 느껴질 것이다. 이렇게 스스로의 껍데기를 벗겼듯이 다른 생명도 벗겨보라. 나와 다르지 않은 생명, 하나의 생명임을 알 것이다

이제, 그대는 알리라! 찰나에 제각각의 껍데기를 뒤집어쓴 생명들이 껍데기를 뒤집어쓰거나 벗거나를 떠나서 하나의 생명임을. 그대는 외쳐야 한다! 생명은 '다른 이를 사랑하라'가 아니라 '우린 서로 사랑할 수밖에 없는 존재'라는 것을.

생명은 다시 처음처럼 찰나에 제각각의 껍데기 벗고 하나가 되어야 한다. 마치 흩어진 물방울이 서로 다시 모여 하나가 되듯이 하나가 되어야 한다.

4. 참사랑 명상의 좋은 점 🌿

§ 분열과 전쟁이 사라지고 하나로 사랑하는 마음이 샘솟는다.

참사랑 명상으로 하나의 생명, 참된 생명, 일체의 생명에 눈떠 스스로를 사랑하듯 찰나에 다른 껍데기를 뒤집어쓴 생명들 대하게 된다.

찰나에 뒤집어쓴 껍데기로 증오하거나, 시기하거나, 다른 이를 내 욕망을 채우는 도구로 삼거나, 다른 이를 이기려는 마음이 사라지고 내 가족처럼 다른 이를 사랑하고 또 사랑하는 마음 끊임없이 솟아나 모든 생명이 사랑으로 하나 되리라!

§ 생명을 평등한 생명으로 대한다.

찰나에 뒤집어쓴 육신과 운명을 비교하여 교만하거나 슬퍼하지 않고 평상심을 갖는다. 그리고 찰나에 뒤집어쓴 껍데기로 귀천을 나누지도, 미추를 나누지도 않고 생명을 평등심의 마음으로 대한다. 생명을 육신의 눈에 세뇌된 어리석은 틀로 보지 않고, 껍데기로 보지 않고 자신과 똑 같은 생명으로 보고 사랑하고, 배려하고, 놓아준다.

§ 이해심이 생긴다.

덧없고 허망한 '나'라는 껍데기에 싸여서 모든 것을 나 위주로 생각하고, 나만을 위해 살고, 내 것만 주장하다가 나를 벗어나 하나의 생명에 눈떠 다른 껍데기를 뒤집어쓴 생명도 나와 다르지 않음을 알고 다른 이의 입장이 되어, 다른 이의 입장을 이해하는 넓은 이해심이 생긴다. 다른 육신과 운명을 뒤집어쓰고 사는 생명들의 아픔, 슬픔, 괴로움에 관심을 갖고 함께하는 배려심이 생긴다.

§ 모든 악이 사라진다.

모든 악의 시작은 나와 다른 이를 구별하는 데서 시작된다는 것을 안다.

모든 악의 시작은 찰나에 뒤집어쓴 껍데기로 나와 다른 이를 구별하여 덧없고 허망한 '나' 와 '우리'라는 관념 속에서 덧없고 허망한 '나'와 '우리'를 위하여 온갖 어리석고 사악한 욕망을 부리고, 악을 지으며 살다가고 그것은 커다란 피리미드의 수레바퀴를 돌려 그곳에서 벗어나지 못함을 알아 나와 다른 이의 구별을 멈추고 다른 이를 내 가족처럼 여기고 행동하는 착하고, 바른 길로 간다.

§냉담이 사라지고 온정이 싹튼다.

예전 어느 라디오방송에서 2차 대전 중에 아우슈비츠 수용소에 관한 이야기를 들은 적이 있었다. 스무 살이 된 유태인 아가씨가 가스실 문 앞에서 죽음을 기다리고 있는데 그 옆에서 가스 분사를 하는 버튼을 누르는 독일 장교가 태연히 바이올린을 켜면서 바이올린 연습을 하는 것이었다. 그때 그녀는 독일군 장교에게 이런 말을 했다, "난 아직 스무 살이에요." 그녀는 자신의 차례가 되어 가스실로 들어갔고 독일군 장교는 아무렇지 않은 듯이 무덤덤하게 가스 분사 버튼을 눌렀다.

모든 악의 시작은 찰나에 뒤집어쓴 껍데기로 나와 다른 이를 구별하여 덧없고 허망한 '나' 와 '우리'라는 과념 속에서 덧없고 허망한 '나'와 '우리'를 위하여 온갖 어리석고 사악한 악행을 짓는 것이다.

요즘 학교에선 집단 따돌림과 집단폭행 등 사회 예비범죄들이 늘어나고 있다. 그로 인한 피해 학생들의 육체적 정신적 고통뿐만 아니라 자살로 이어지고 있고 그 사례는 점점 늘어가고 있다. 어디 학생들뿐인가. 필자는 얼마 전 인터넷 상에 있는 신문사에 방문하여 사회면을 검색해 보고 아연실색했다. 어떻게 된 것이 한 달 내내 살인, 자살, 강간 등 끔찍한 사건들로 꽉꽉 차있었고 심지어 하루에도 몇 건씩 일어났다.

이렇게 우리는 어느새 살벌한 시대를 살고 있다. 물질이 풍요로우면 사람들 마음도 넉넉해질 줄 알았는데 오히려 늘어나는 욕망에 더 각박해지고 있다. 생명을 생명으로 보지 못하고 용도가 떨어지면 버리거나, 비교하고 폐기처분하는 제품으로 보고 있다. 그리고 생명을 생명으로 보지 못하고 제품처럼 자신의 쾌락과 욕망을 채우는 도구로 생각한다.

예전에 어느 불량식품업자가 잡혀서 인터뷰하는 장면을 TV에서 본

적 있었다. 위생 상태가 불량한 창고에서 구더기가 우글우글한 통에 닭 꼬치를 보관하고 그것을 초등학생들에게 구워서 팔다가 잡힌 것이 었다. 기자가 "그것을 당신의 아이들에게 먹일 수 있겠습니까?" 하고 묻자 그 사람은 "미쳤소? 그것을 우리 애들에게 먹이게?"라고 대답하는 것이었다.

그렇다. 미쳤다, 생명들은 찰나에 뒤집어쓴 육신과 운명에 세뇌되고 길들여져 어리석고 사악한 욕망으로 미쳐있다. 그래서 자신과 똑같은 생명들에게 온갖 악을 지으며 살다가는 것이다. 그것이 결국 벗어나지 못하는 커다란 수레바퀴를 돌리는 것이다.

참사랑 명상으로 하나의 생명, 참된 생명, 일체의 생명에 눈뜨면 찰나에 다른 육신과 운명을 뒤집어쓴 생명을 스스로에게 대하듯 따뜻한 마음으로 대하는 마음이 저절로 생긴다.

찰나에 뒤집어쓴 껍데기로 증오하거나, 시기하거나, 해치거나, 다른 이를 내 욕망을 채우는 도구로 삼거나, 다른 이를 이기려는 마음이 사라지고 함께하는 마음이 가득 차게 된다.

§탐욕이 사라진다.

모든 탐욕의 시작은 찰나에 뒤집어쓴 껍데기로 나와 다른 이를 구별하여 덧없고 허망한 '나'라는 관념 속에서 덧없고 허망한 '나'를 위하여 온갖 어리석고 사악한 욕망을 부리고, 악을 지으며 살다가고 그것은 커다란 피리미드의 수레바퀴를 돌려 그곳에서 벗어나지 못함을 알아 나와 다른 이의 구별을 멈추고 다른 이를 내 가족처럼 여기므로 나만을 위한 탐욕이 사라진다.

아이가 철이 없을 땐 식구들과 함께 하는 음식을 혼자 독차지하겠다고 떼를 쓰지만 아이가 커서 철이 들면 자신이 욕심을 부리면 나머지 식구들이 덜 먹게 됨을 알아 욕심을 부리지 않고 식구들과 함께 하는 것과 같이 스스로와 일체에 눈떠 철이 들어 덧없고 허망한 '나'를 위하여 탐욕을 부리지 않는다.

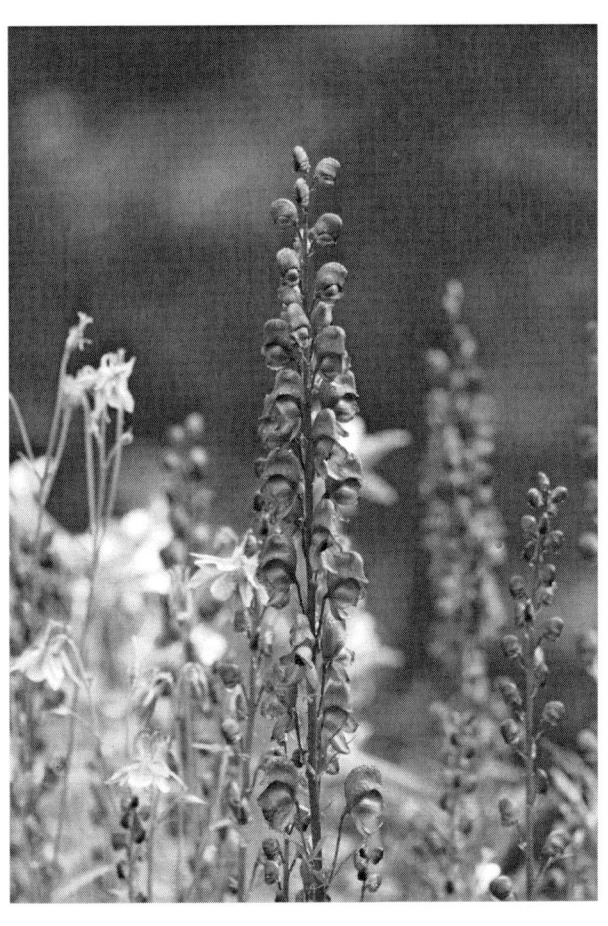

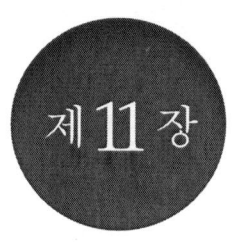

제 11 장

명상법9 - 계율 명상

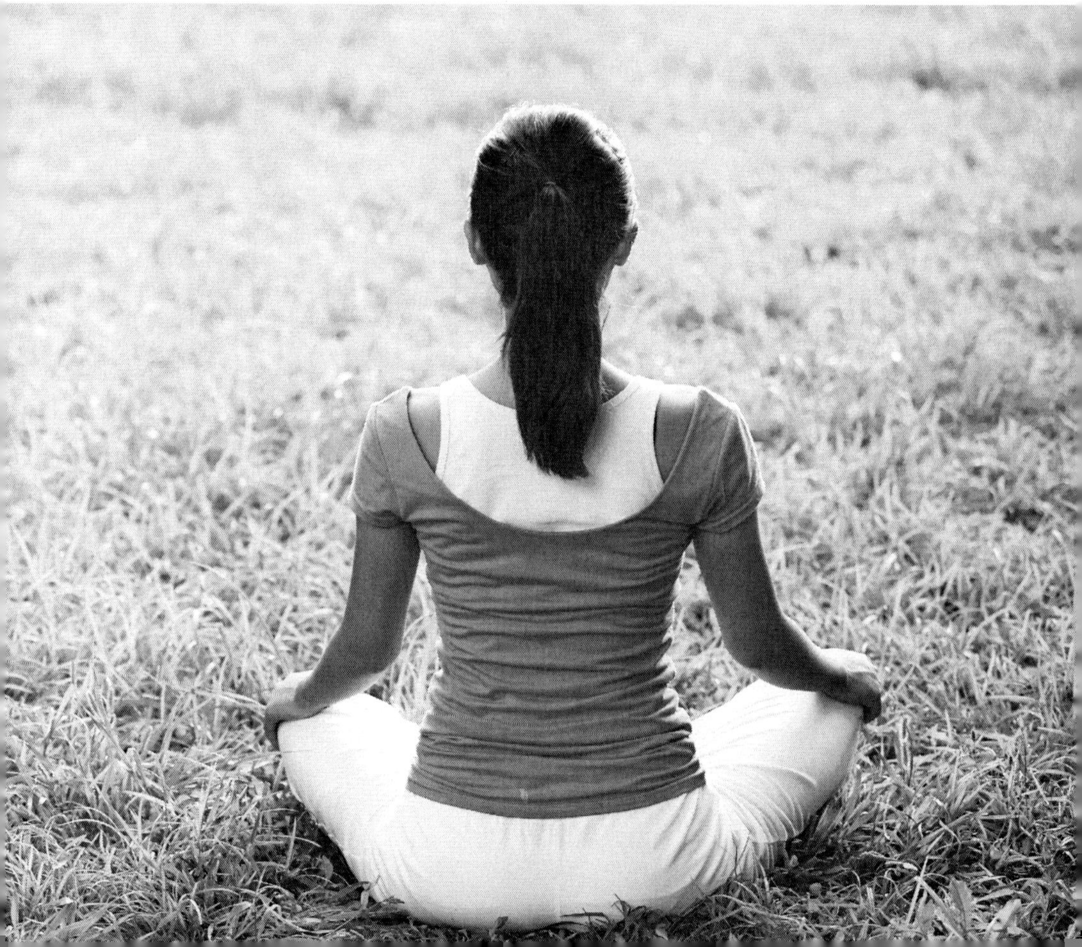

1. 계율 명상이란? 🌿

명상을 통해서 그대가 눈뜬 참된 이치로 벗어나는 데 있어서 어떻게 말하고, 생각하고, 행동해야하는지를 스스로 살피고 정하여, 육신을 벗을 때까지 스스로 지키며 살다 가는 것을 말한다. 어느 것에도 갇히지 않은 참된 이치에 눈떠, 참된 이치와 하나 되는, 참된 생명의 길은 생명들 각자 출발한 곳은 달라도 도착한 곳은 같으리니 오직 방향은 한 가지로 참된 이치다.

2. 계율 명상 - 실습 🌿

명상의 기본자세에서 호흡 명상을 하고 무념무상 명상에 들어간다. 지혜 명상으로 눈뜬 참된 이치를 하나하나 살펴본다. 그리고 스스로가 찰나에 뒤집어쓴 육신과 운명에서 참된 이치와 하나 되는 길(계율)을 하나하나 상세히 살피고, 정하고, 결심한다. 그리고 스스로 그것을 지킨다.

누구의 눈치도, 누구의 말도 신경을 쓰지 마라. 그대가 가는 길에 어리석고 사악한 이들이 그대를 악의 길로 유혹한다 할지라도, 때론 그대를 악의 길로 가지 않아 그들이 그대의 육신을 벗길지라도 묵묵히 그대의 바른 길을 가라!

육신을 벗는 것은 찰나이지만 참된 이치의 참된 생명은 영원하다는 것을, 눈뜬 그대가 알리라!

그대가 가는 길에 함께 하는 이가 있으면 마치 흩어진 물방울이 스스럼없이 합치듯 함께하되 서로서로 배려하는 기본적인 예의는 꼭 지켜라. 오래 하고픈 우정일수록 기본적인 예의를 지키듯이 영원히 함께 하는 길에 서로를 존중하고 배려하는 마음과 평등심이 필요하다.

3. 계율 명상의 좋은 점 🌿

§ 스스로 계율을 지킨다.

스스로가 눈떠서, 스스로가 살피고, 스스로가 확인하고, 스스로가 정한 것이므로 누가 보든, 안보든 상관없이 반드시 지키게 된다. 법을 집행하는 공권력이 미치는 곳에서는 법을 지키지만 공권력이 미치지 않는 곳에선 법은 속수무책이 된다. 하지만 스스로 참된 이치에 눈떠서 스스로 만든 계율은 누가 보든 말든, 사회적 법이 미치든 안 미치든 상관없이 지키게 된다. 그만큼 개인에겐 강력한 법이다.

필자는 우유, 계란, 생선은 먹지만 돼지고기, 소고기, 닭고기 등 육식을 하지 않는다. 물론 누구에게 식사 초대를 받았는데 먹을 것이 고기밖에 없는 경우는 어쩔 수 없이 조금 먹지만 필자를 아는 지인들은 필자에게 고기를 대접하지 않는다. 그리고 그나마 어쩔 수 없는 상황에서 먹는 고기도 점점 줄어들어 이젠 거의 먹지 않는다.

필자는 누군가의 먹이가 되기 위해 태어나서 비참하게 살다가 처참하게 죽어가는 그들의 삶을 알기에 차마 먹을 수 없었다. 스스로가 육식을 하지 않는 계율을 정하고 지키고 있는데 세상의 법규를 지키는 것보다 더 잘 지키고 있다.

가끔 누가 안 보면 무단횡단도 하지만 육식을 하지 않는다는 스스로와의 약속은 스스로가 매순간 보고 있으니 안 지킬 수도 없다. 그리고 스스로가 육식을 하지 않으면 슬프고 비참한 운명을 뒤집어쓴 생명이 태어나지 않아도 되고, 필자도 파라미드 안에서 덜 빚을 지게 되니 마음이 그렇게 편할 수가 없다.

§ 적극적으로 계율을 지킨다.

길을 가다가 연약한 아가씨가 건달들에게 행패를 당한다면 선뜻 나서는 사람이 몇이나 될까. 거의 없을 것이다 그 이유는 한국의 실정법에는 그냥 지나간다고 해서 법에 저촉될 것이 없고 오히려 그들과 실랑이를 하다가 문제가 되면 경찰서에 불려 다닐 수 있기 때문이다. 그리고 자기 한 사람만 있는 것도 아니고 여러 사람이 자신처럼 행동했기 때문에 괜찮다고 생각한다.

자신이 행동하지 않아서 법에 저촉되면 행동하지만 정의를 위해선 움직이지 않는 것이 지금의 실정이고 지배자들이 그렇게 만들어가는 경향도 있다. 또 누가 보지 않으면 행동하지 않고 누가 봐서 어쩔 수 없을 때 행동하는 경우도 있다.

하지만 참된 이치, 참된 생명, 하나의 생명에 눈뜬 생명은 사악한 울타리의 지배자들이 만든 법에 있든 없든, 누가 보든 안 보든 스스로가 정한 참된 법을 적극적으로 지키고 실천한다. 왜냐하면 찰나에 뒤집어 쓴 육신과 운명보다 더 길고 무서운 것은 생과 사를 넘어 스스로에게 돌아올 악업임을 아니까.

§ 포괄적이고 세세하다.

법은 도덕의 최소한이라는 말도 있듯이 사회적으로 만든 일반적인 법은 사람의 수만큼 다양하고 복잡한 상황을 모두 정하지는 못한다. 하지만 참된 이치를 향한 개인들의 스스로 정하고 스스로 지키는 계율은 사람의 수만큼 복잡하고 세세한 일상에서 개인의 삶에 적용된다.

§ 계율의 방향이 같다.

생명들이 찰나에 뒤집어쓴 육신과 운명이 제각각 달라서 계율도 제각각일 것 같지만 어느 것에도 갇히지 않은 참된 이치를 향한 계율의 방향은 같으므로 나중에 서로 비교해 보면 흐름이 같음을 알리라.

어느 것에도 갇히지 않은 참된 이치에 눈떠, 참된 이치와 하나 되는, 참된 생명의 길은 생명들 각자 출발한 곳은 달라도 도착한 곳은 같다. 그래서 이견과 다툼이 없는 하나의 생명임을 서로가 알고 하나의 생명이 된다.

§ 참된 이치와 하나 되는 절대평안을 누리리라!

참된 이치, 참된 생명으로 돌아가는 것은 머리로만 알고, 입으로만 떠들어서 되는 것이 아니다. 모진 운명과 삶 속에서도 스스로 참된 이치로 향하는 계율을 지켜, 참된 이치와 하나 될 때, 육신의 입고 벗음과 상관없이 해탈의 참된 이치로 벗어난다. 참된 이치로 벗어나는 힘은 스스로 눈떠, 스스로 만들고, 스스로 지킨 그대의 계율이다. 그 힘으로, 그 힘만큼 참된 이치로 벗어나리라!

대자연의 법 중에 하나를 소개하면 '수레바퀴 안에서 업은 반드시 되돌아온다.'는 것이다. 죄는 죄로 되돌아오고, 악은 악으로 되돌아오고, 속박은 속박으로 되돌아오고, 착함은 착함으로 되돌아오고, 용서는 용서로 되돌아오고, 놓아줌은 놓아줌으로 되돌아온다.

그 옛날 세상 사람들이 모든 것을 짧은 시각으로 판단했을 때 모두 지구는 평평하다고 생각했다. 하지만 눈뜬 이는 지구가 평평하지 않고 둥글다는 것을 알아냈다. 찰나 동안 육신과 운명을 뒤집었고 사는 사람들은 돌고 도는 대자연의 수레바퀴를 보지 못한다. 그래서 끈적끈적한 피라미드의 늪에서 벗어나지 못하고 그 안에서 잔인한 운명을 주고받으며 돌고 돌며 산다. 어리석고 사악한 수레바퀴의 궤도에서 벗어나려면 어느 시점부터 일직선을 그리며 나가야 하는데 바로 그 이탈하는 선이 계율이다.

즉 스스로가 깨달은 참된 이치를 향하여 스스로가 가야할 길의 계율을 스스로 정하고 스스로 지킴으로 해서 절대평등, 절대자유, 절대평안의 참된 이치로 벗어나게 된다. 어리석고 사악한 수레바퀴 안에서 온갖 악행을 저지르면서도 어느 한순간 요행으로(모세와 예수, 마호메트 같은 무당들이 팔아먹는 거짓과 망상으로 만든 허망한 신에 대한 충성과 구원) 수레바퀴를 벗어나려는 망상은 대자연에서 있을 수 없다.

오직 어느 것에도 갇히지 않은 참된 이치에 눈떠, 때론 가시밭길 같을지라도 계율을 지켜 참된 이치와 하나 되는 것이 그대가 모든 집을 뚫고 영원히 절대행복으로 벗어나는 길이다.

머리로만 알고, 입으로만 떠드는 계율은 상대적인 행복감에 갇혀있으면서 절대행복을 꿈꾸는 것과 같으니 마치 감옥에 갇혀서 감옥 밖의 생활을 꿈꾸기만 하는 것과 같다.

하지만 스스로 참된 이치에 눈떠, 스스로 참된 이치로 벗어나는 길을 삶 속에서 찾아 떠나면 어리석고 사악한 수레바퀴의 감옥에서 벗어나 참된 이치에서 누리는 행복을 삶 속에서도 직접 누리게 된다.

그대여, 절대평등, 절대자유, 절대평안의 참된 이치에 눈떠, 참된 생명이 되어 육신을 입고 벗음과 상관없이 영원히 절대행복으로 벗어나라!

§ 울타리와 피라미드가 무너진다.

찰나에 뒤집어쓴 육신과 운명에 세뇌고 갇혀서 어리석고 사악해진 자들이 만든 울타리와 피라미드가 서서히 무너지고 사라져 참된 세상이 돌아온다. 안으로 착취와 복종, 밖으로 전쟁에 내모는 수단이 된 울타리들이 사라진다. 울타리 안에, 울타리를 핑계로 만들어진 어리석고 사악한 피라미드들이 사라진다. 어리석고 사악한 계급과 경계가 무너지고 참된 생명들은 참된 평등과, 참된 자유, 참된 존중, 참된 배려, 참된 평화, 참된 평안을 누리게 된다.

생명들 스스로 눈떠서 자기로부터 혁명을 이루어 만든 온 세상의 평등과 자유, 평화이므로 일부 사악한 자들(모세와 예수, 마호메트 같은 무당과 공자, 맹자, 손자 같은 울타리와 피라미드의 주구들)이 생명들을 꼬드겨 울타리와 피라미드를 또다시 만들지 못하게 된다.

§ 자기로부터 혁명.

인류가 생기고 지금까지 세상엔 사악한 피라미드를 무너트리기 위해 많은 혁명들이 일어나고 사라졌다. 하지만 혁명이 성공하지 못하고, 울타리와 피라미드가 사라지지 않고 수레바퀴처럼 제자리를 빙빙 도는 것은 밖을 향해 평등의 깃발을 흔들 뿐 자기 안에 자기를 위한 피라미드와 울타리는 전혀 무너트리지 않기 때문이다.

참된 혁명으로 참된 세상을 향해 가려면 자기 안에 알게 모르게 세뇌된 모든 피라미드와 울타리를 스스로 찾아서 무너트려 없애서 자기로부터 이루어진 혁명의 힘으로 밖에 존재하는 모든 울타리와 피라미드를 무너트리고 없애야 한다.

하지만 필자가 보기에 자기로부터 혁명을 이룬 생명은 고타마 싯다르타 외엔 아직 발견하지 못했다. 생명아, 생명아, 자기로부터 혁명을 이루어 절대평안으로 벗어나 참된 생명이 되어 참된 이치를 영원히 누려라!

- 참, 오해가 있을 것 같아서 밝혀 두는데 필자는 불교 신자가 아닌 참된 이치를 향한 생명임을 밝혀둡니다. 고타마와 평등한 여러분과 같은 생명임을 밝혀둡니다. 덧없고 허망한 틀인 종교의 껍데기로 필자를 가두지 마시길 바랍니다.

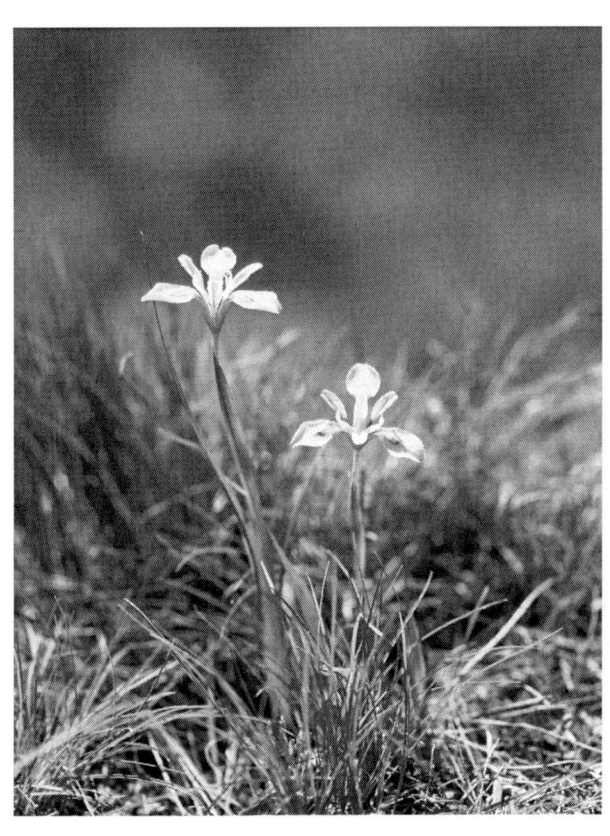

제 12 장

명상법10 - 해탈 명상

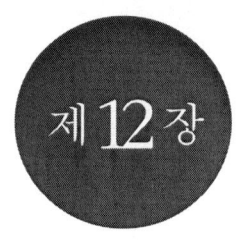

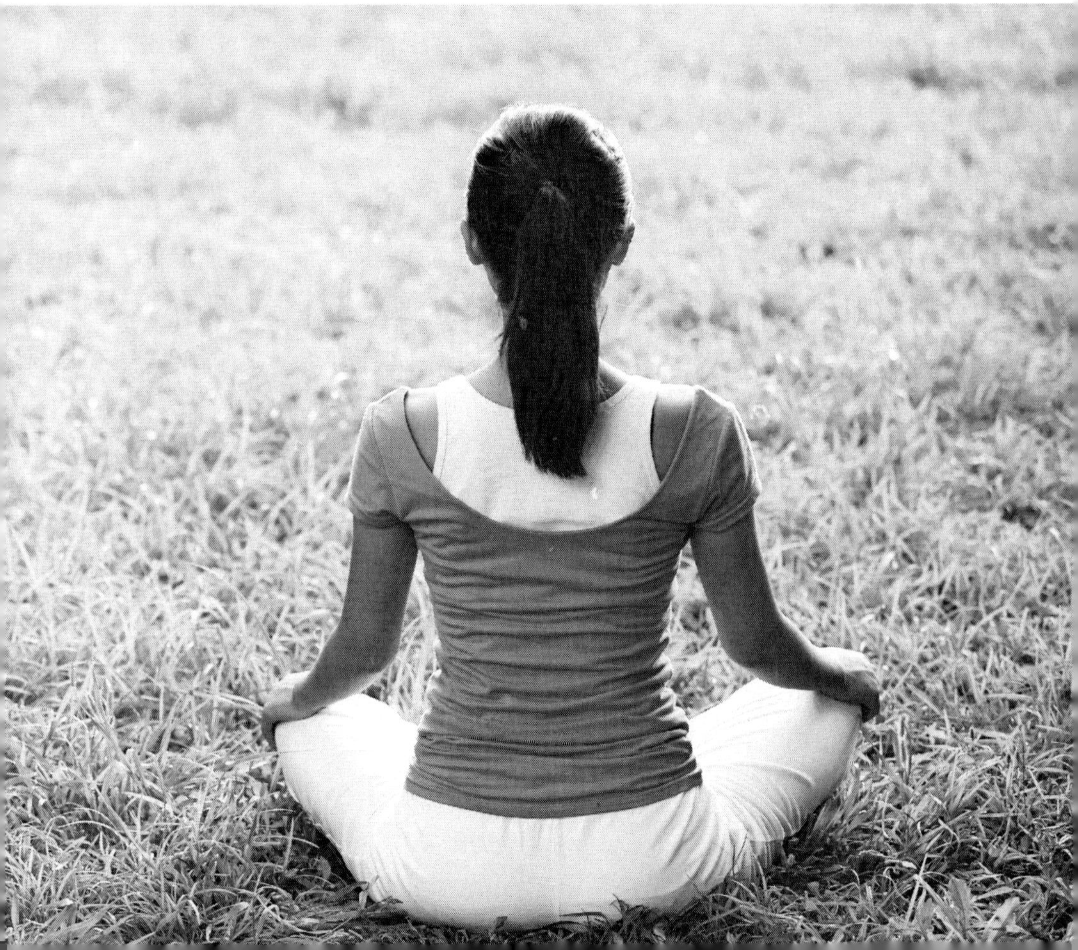

1. 해탈 명상이란?

해탈에 이르는 길은 서울에 가는 길 만큼 많다. 또 길은 만들면 된다. 그만큼 많다.

해탈은 아주 먼 데 있는 것이 아니요, 스스로가 이미 해탈이다. 그걸 모를 뿐이다. 해탈에 눈뜨는 것은 참된 이치에 눈뜨는 것이요, 해탈했다는 것은 어느 것에도 갇히지 않은 참된 생명, 영원한 생명이 됐다는 것이다. 해탈한다는 것은 경계를 넘는 것이 아니요, 경계가 사라짐을 의미한다. 명상을 통해서 해탈에 이르는 길을 찾아 해탈하는 것이 해탈 명상이다.

찰나에 뒤집어쓴 육신과 운명의 어리석음을 넘어 절대평등, 절대자유, 절대평안에 눈떠 참된 생명으로 돌아가 절대행복을 영원히 누리는 길을 찾아가는 것이 해탈 명상이다.

해탈 명상에는 여러 가지가 있지만 여기서는 다섯 가지만 살펴보겠다. 다섯 가지 하나하나 개별로 이루어진 것이 아니라 묶여서 있다. 마치 빛이 가시광선, 적외선 등등으로 이루어졌고 가시광선도 또한 여러 가지 색으로 이루어진 것처럼 말이다.

찰나에 뒤집어쓴 육신과 운명에 세뇌되고 길들여지고 갇혀서, 잠시 뒤집어쓴 집이 영원한 제 집인 양 그 것들을 위하여 어리석고 사악한 행위를 하면서도 마음만 평안하다고 해탈이 아니다. 그 안에서 갇힌 이치로 구하는 평안은 해탈이 아니라 돌아올 파도에 무너질 모래성과 같은 것이다. 그러므로 해탈의 씨앗을 품어, 눈뜨고, 살피고, 알아차리고, 사유하고, 다스리고, 스스로 참된 이치를 행하여 직접 절대평안을 누리는 것이다.

강을 건넜으면 배를 버려야 한다. 아직 배 위에 있음은 아직 강을 건너지 못함을 입증하는 것이다. 해탈에 이르려면 최후엔 고타마도, 순세도, 일체도, 그대 스스로도 버려야 한다.

2. 해탈 명상 실습 I - 사유(지혜) 명상을 통해서

명상의 기본자세에서 호흡 명상, 무념무상 명상을 한 후 사유 명상에 들어간다. 스스로를 둘러싼 껍데기(육신과 운명, 관계 등)들이 하나하나 어디에서 왔다 어디로 가는지 살핀다. 자신의 머리에 세뇌된 틀이 어떤 것들이 있는지 하나하나 살핀다. 그것들은 어디에서 왔고 때가 되면 어떻게 되는지 살핀다. 거기에서 스스로는 어떤 존재인지 살핀다. 살피고 또 살핀다. 스스로가 무엇에 갇혔고 일체가 무엇에 갇혔고 그것들을 가둔 것은 무엇인지 살핀다.

이렇게 하나하나 자신을 옥죄고 있는 것을 풀어주고, 벗다 보면 스스로는 어느새 어느 것에도 갇히지 않은 절대 평등한 생명, 절대 자유로운 생명, 절대 평안한 생명임을 느끼게 된다. 찰나에 뒤집어쓴 육신과 운명의 덧없음과 허망함을 인지하게 된다. 비로소 절대행복에 이른 영원한 생명이 바로 스스로임을 알게 된다.

사유 명상은 마치 손전등과 같다. 찰나에 뒤집어쓴 육신과 운명이 덧없고 허망한, 어리석고 사악한 장막으로 스스로를 싸고 또 싸서 어둠의 소용돌이를 지날 때 참된 이치로 가는 길을 비춰 주리라.

3. 해탈 명상 실습 2 - 무념무상 명상을 통해서 🌾

　명상의 기본자세에서 호흡 명상하고 무념무상 명상으로 들어간다. 무념무상삼매로 들어가 스스로를 느껴라. 공한 스스로를 느껴라. 육안이 육안을 스스로 볼 수 없듯이 스스로를 느끼는 것은 무념무상의 삼매에서 이다.

　경계가 없는 무념무상, 상과 틀이 없는 무념무상, 갇히지 않은 무념무상, 하지만 무언가 있는 스스로 그것이 그대의 본 보습이다. 무념무상으로 태어나 무념무상으로 육신을 벗어나니. 무념무상으로 스스로에게 돌아가 평안하라. 무념무상으로 참된 이치로 돌아가 평안하라.

　무념무상 명상은 마치 참된 이치의 불씨, 해탈의 불씨와 같은 것이다. 찰나에 뒤집어쓴 육신과 운명이 덧없고 허망한, 어리석고 사악한 장막으로 스스로를 싸고 또 싸서 어둠의 소용돌이를 지나가는 순간에도 절대행복의 맛을 느낄 수 있는 참된 이치의 씨앗과 같은 것이다. 그 맛을 잃지 않고, 그 맛을 찾아 참된 이치, 영원한 생명으로 가는 것이다.

　절대행복은 대상이 있어서 느끼는 상대적 행복이 아니라 대상이 있고 없고는 상관없는 무념무상의 스스로 행복한 것.

　무념무상으로 영원히 존재하라!

4. 해탈 명상 실습 3 - 알아차림 명상을 통해서 🌾

　살다 보면 대오 각성할 때가 있다. 대오 각성은 아무한테나 오는 것이 아니요. 항상 알아차림의 등불을 켜고 있는 이에게 일어난다. 자나 깨나, 일하나 쉬나, 밥을 먹거나 화장실에 가거나 늘 알아차림의 등불을 밝히는 이는 순간 보이는 참된 이치도 지나치지 않는다.

깨달음을 통해서 문득문득 참된 이치를 느끼니, 긴 장마에 해를 구경하듯 해탈의 맛보네.

무념무상 명상은 마치 뜬 눈과 같은 것이다. 찰나에 뒤집어쓴 육신과 운명이 덧없고 허망한, 어리석고 사악한 장막으로 스스로를 싸고 또 싸서 어둠의 소용돌이 속에서, 어둠의 노래가 자장가처럼 눈을 감게 할 때 뜨는 눈과 같은 것이다. 눈을 감고 어둠의 자장가를 들으며 어둠 속에서 잠들어버리지 말고, 눈을 떠야 살피고 알아차려 스스로를 살피고 참된 이치로 가는 길을 살펴갈 것이다.

5. 해탈 명상 실습 4 - 계율 명상을 통해서

착함이란 무엇인가. 찰나에 뒤집어쓴 육신과 운명에 세뇌되고 길들여져 '나'와 '우리'라는 껍데기 관념을 만들고 그것이 영원한 제집인 양 덧없고 허망한 껍데기를 위해서 어리석어지고 사악해지니 그것을 깨달아 스스로와 일체를 알고 '나'와 '우리'라는 껍데기에서 벗어나 일체와 하나 되는 것이 착함이다. 스스로를 알고 일체를 알아 과거에 지은 어리석고 사악한 죄를 씻고, 죄를 달게 받고, 앞으로의 죄를 짓지 않으니 그는 모든 사슬로부터 자유로우리라.

아무리 지혜로 벗어난다 한들 온갖 지은 죄는 해탈로 가는 길에 발목을 잡으리라.

생명아, 착함에 눈떠라!

생명아, 착하게 살다가라!

생명아, 착하게 살다가라!

어느 것에도 갇히지 않은 참된 이치에 눈떠,

어느 것에도 갇히지 않은 참된 생명이 되어,

어느 것에도 갇히지 않은 절대행복이 되어라!

계율 명상은 마치 길과 같다. 참된 이치로 가는, 해탈로 가는 길이다. 길은 스스로 만들 수도 있고 만들어진 길로 갈 수도 있으나 커다랗고 반듯하다 하여 반드시 참된 이치로 가는 길이라 할 수도 없다. 스스로 길을 찾아 스스로 가지 않고 남이 만들어 놓은 남의 길만 집착하는 사람은 참된 이치에 이르지 못하고 길 위에서 길만 따라 돌고 도니 길에 갇힌 어리석고 가엾은 생명이로다. 그리고 남이 만들어 놓은 길을 가는 이는 깨달음으로 나가는 길에 게으르나 스스로 길을 가는 이는 가시밭길을 헤치며 갈지라도 게으르지 않으며 아파도 즐거움이 넘쳐 빨리 벗어나리라. 믿음으로 가는 이는 낭떠러지로 가는 길도 알아차리지 못하지만 스스로 가는 이는 가시덤불 속에서도 참된 이치로 가는 길을 찾는다.

스스로 방향을 알고, 스스로 참된 이치를 찾아가는 이들은 떠난 길은 달라도 가는 길에 모두 만나리라.

6. 해탈 명상 실습 5 - 파워 명상을 통해서(기 운행은 제외) 🌿

아무리 좋은 곳, 좋은 길이 있어도 스스로 가지 않으면 누릴 수 없다. 그것이 찰나에 뒤집어쓴 육신과 운명의 삶과 다른 것이다. 육신과 운명의 삶은 피동적으로 뒤집어썼고, 그것에 따라가지만, 참된 이치로 벗어나는 것은 스스로 벗어나 스스로 누리는 것이다.

누군가 대신해주는 것도, 누군가 데려가는 것도, 누군가 대신 누려

주는 것도 아니다. 오직 스스로 눈뜨고, 스스로 가고, 스스로 누리는 것이다. 파워 명상으로 스스로 힘을 길러 스스로 벗어나서 스스로 누려라!

파워 명상은 마치 힘과 같다. 찰나에 뒤집어쓴 육신과 운명의 삶 속에서도 스스로의 길을 따라 순간순간의 유혹과 어려움 속에서도 떨쳐버리고 참된 이치를 향한 바른 길로 가는 힘이다. 찰나에 뒤집어쓴 육신과 운명의 유혹과 힘을 한순간에 물리치고 벗어나는 힘, 그 힘이 그대를 참된 이치로 데려가리라!

7. 해탈 명상 좋은 점

§ 허공에 던져진 그물

아무리 육신과 운명의 그물이 촘촘하고 끈끈할지라도 모든 것으로부터 벗어난 그대 스스로를 가두지는 못하리라, 잡지는 못하리라! 그 어떤 집이 아무리 화려하게 유혹하거나 소용돌이처럼 잡아당길지라도 모든 집을 뚫고 흘러 어느 것에도 갇히지 않은 참된 이치가 된 그대를 가두지는 못하리라!

§ 허공을 향해 쏜 화살

아무리 정확한 대자연에 육신과 운명의 화살도, 잔인한 피라미드의 화살도, 모든 것으로부터 벗어나 '나'라는 껍데기의 뿌리조차 뽑아버려 아무것도 없는 그대 스스로를 맞추지는 못하리라! 화살은 허공을 가르고 결국엔 화살도 사라지네!

§ 해방하라

그대가 자유롭고 싶으면 먼저 그대가 모든 것을 놓아주어야 한다는 것을 알리라. 그대가 지니고 있는 것은 그대가 소유하고 있는 것이 아니라 그것들에 의해 그대가 소유당하고 있음을 알라.

대자연에 소유물을 일방적으로 소유하는 것은 없나니 그대가 무언가를 소유하면 그것도 그대를 소유함을 알아 그대가 자유롭고 싶으면 모든 것을 놓아주어 다른 이를 해방하고 그대 스스로도 해방하라!

그대가 애완동물을 소유한다고 생각하나 애완동물 또한 그대를 소유하나니 그대가 소유물로부터 자유로워지지 못하고 갇히게 된다.

생명아, 생명아!

놓아주어라!

지니고 있으면 지닌 그것이 참된 이치로 가는 그대의 발목을 잡으리니!

'나'라는 껍데기조차 뽑아 버리거늘 하물며 나로 인한 것들이야!

생명아, 생명아!

놓아주어라! 놓아주어라!

일체를 놓아주는 것이 스스로도, 일체도 영원히 자유롭고 평안하리라!

§ 수레바퀴에서 벗어남

찰나 동안 뒤집어쓴 육신과 운명에 세뇌되고 갇혀서 어리석고 사악한 욕망을 부리고, 부린 욕망은 짐이 되어 생과 사를 넘어서 되돌아온다. 어리석고 사악해진 생명들이 대자연 안에서 돌리는 잔인한 수레바퀴는 끊임없이 그들의 욕망을 먹고 돌고 돈다.

하지만 아무리 강한 블랙홀 같은 수레바퀴도 모든 욕망, 모든 껍데기, 모든 집착, 모든 세뇌를 버리고 스스로 조차 버려 아무것도 없는 참된 이치, 참된 생명, 하나의 생명, 영원한 생명이 되어버린 그대를 어쩌지 못하리라!

가두는 것은 수레바퀴요 갇히는 것은 그대 스스로네. 결국 그대를 가두는 것은 그대 스스로임을 알라!

§ 경계가 사라짐

해탈은 초월하는 것이 아니라 스스로 안에 있는 모든 경계가 사라짐을 알라!

참된 이치로 벗어난 생명은 아무 것도 없나니 시공의 그물도 그를 잡지도, 가두지도 못하리라!

해탈에 이른 이는 육신의 입고 벗음도, 시공의 입고 벗음도 의미가 없음을 안다. 오직 스스로를 가두는 것은 스스로임을 아니, 스스로의 경계마저 사라지고 시공도 사라지고, 피라미드도 사라지고, 수레바퀴도 사라지고, 모든 상과 틀도 사라지고, 모든 집도 사라지고, 사라지고 사라져 해탈에 이르노니 절대행복이 어찌 찰나의 경계에 갇히랴!

어찌 인간의 말(상과 틀)로 해탈을 온전히 표현하랴!

스스로 느껴라!

스승은 항상 그대를 바라보고 있노라!

다만 그대가 느끼지 못할 뿐!

10분
영혼 운동법

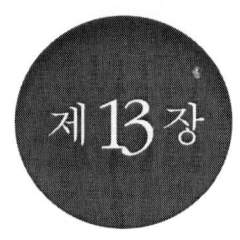

제13장

명상록과 명상 시

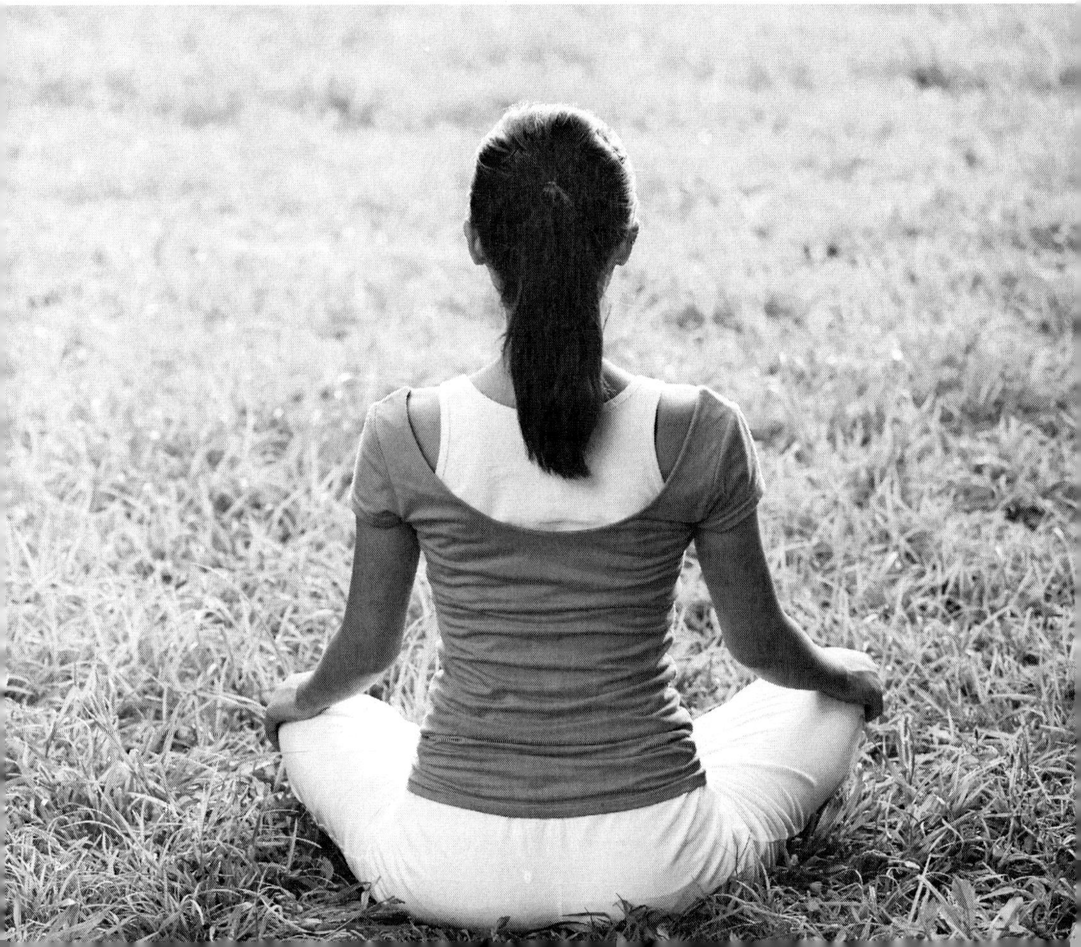

1. 명상록 🌿

§ 행복 안에서

　몇 해 전 가을의 한 자락에 대야미에서 싱크대 견적을 의뢰하는 전화가 왔다. 산본에서 싱크대 공장을 운영하는 나는 전화를 받기가 무섭게 허겁지겁 차를 몰아 대야미로 향했다.

　돈이 되면 움직이고 돈이 되지 않으면 움직이지 않는 자본주의 사회, 상업주의 사회에서 시간은 돈이다. 남보다 빨리 고객의 입맛에 맞게 해줘야 남보다 많이 돈을 벌 수 있다. 대야미를 향하는 마음이 급하다 못해 안달이 났다. 그런데 대야미를 1km정도 남기고 차가 갑자기 멈췄다. 차를 이리저리 살펴봤지만 왜 멈췄는지 알 수 없었다. 왜 하필 지금, 급할 때 차가 멈추었는지……. 차에게, 나에게 화가 났다.

　'이런 제기랄 왜 하필 지금…….'

　분해서 운전석 앞 타이어를 발로 찼다. 답답한 마음을 가라앉히고 다시 시동을 걸려고 키를 꽂아 돌리는 순간 주유 표시에 기름이 없다는 표시가 있었다.

　일에 쫓겨 정신없이 살다 보니 차에 기름이 바닥인지 몰랐다. 어떻게 할까 고민했다. '보험회사에 연락해서 기름을 받을까, 아니면 대야미 입구에 있는 주유소에서 기름을 사다 넣을까.' 생각하면서 차 뒷좌석을 보니 2리터짜리 빈 생수병이 보였다.

　주유소에 빨리 뛰어가서 사오는 것이 나을까 싶어 빈 생수병을 들고 주유소로 뛰어갔다. 소싯적부터 달리기를 잘해서 주유소까지 오래 걸리지 않았다. 돌아오는 길은 기름을 들고 가느라 뛰다가 걸었다.

　걸어가면서, 무심코 길가에 핀 수많은 들국화가 보였다. 문득, 깜짝 놀랐다. 수년 동안 대야미를 수없이 다녔지만 길가에 핀 들국화를 그

날 처음 보았다. 들국화뿐 아니라 제비꽃, 민들레, 개망초꽃, 코스모스
……. 매년 그들은 그 자리에서 자신의 계절에 꽃을 피웠다. 늘 그곳에
서 예쁘게 향기롭게 피어있었는데 그들을 보지 못했고, 있다는 사실
도 알지 못했다.

어릴 적부터 유난히 야생화를 좋아했던 나. 등굣길에 들국화 향기
를 맡으며 가다가 지각하고, 따뜻한 봄날 깊은 산골, 제비꽃을 구경하
다 해가 지는 줄 몰랐고, 논에서 일하는 아버지에게 새참 드리러 가는
길에 핀 개망초꽃…….

들국화 향기를 맡아보았다. 참 진하다! 참 향기롭다! 어릴 적 고향에
서 맡아본 그 향기다. 언제부터 나는 향기를 잃어버린 것인가.

문득, '행복이란 무엇인가'라는 생각이 떠올랐다. 결혼 후에, 성공을
향해 꿈을 꾸고, 꿈을 이루기 위해서 자본주의 세상에서 돈을 벌기 위
해 먼 목표를 향해 정신없이 달려갔다. 그러다보니 행복은 항상 저만치
에 있었고 행복을 향해 달려가는 것이 행복이라는 착각으로 살아왔다.

야생화가 늘 내 곁에서 아름다움과 향기를 내뿜었지만 보지 못하고,
느끼지 못하고, 알지 못하고, 누리지 못하듯 내 주변에서 이미 나를 감
싸고 있는 행복들을 성공, 꿈, 목표, 욕망이라는 허울에 갇혀 보지 못
하고, 느끼지 못하고, 알지 못하고, 누리지 못했다.

허울 속 세상에 세뇌되고, 갇히고, 노예가 되서 참된 많은 행복을 잃
어버리고 불행한 삶으로 채워가는 나를 발견했다. 이미 내가 갖고 있
는 행복들이 어떤 것인지 살펴보았다. 헤아릴 수 없을 만큼 많음에 헤
아릴 수 없을 만큼 놀랐다.

가축을 생각했다. 누군가의 먹이가 되기 위해 태어나고, 비참하게
살다가 처참하게 죽어가는……. 사람으로 태어나 이 만큼 산다는 것
에 매일매일 춤추며 행복해 해도 부족하거늘 그동안 왜 그리도 불행감

에 사로잡혀 어리석게 살았던가. 이미 갖고 있는 많은 것들을 누리지 못하고 어리석음을 좇아갔던가.

아! 역시, 가을의 바람은 향기롭다, 신선하다, 사랑스럽다.

일을 마치고 돌아온 저녁 아내가 고등어조림을 밥상에 올려놓았다. 먹기 전에, 고등어조림이 밥상에 오르기까지의 과정을 상상해 보았다. 어부들이 파도를 헤치며 고등어를 잡아 뭍으로 가져오고 수산시장을 거쳐, 산본 시장으로 오고, 산본 시장에서 사온 고등어를 아내가 잘 손질해서 무와 각종 양념을 넣어 맛있게 조리하는 과정…….

지금껏 나는 끼니를 때우기 위해 밥을 먹었고, 아내가 해주는 음식이 당연하다고 생각했고, 당연한 음식을 아무런 느낌 없이 먹었다.

아! 그날 먹은 고등어조림, 김치, 쌀밥……. 여태까지 먹었던 저녁과 너무나 달랐다. 너무나 맛있고, 너무나 즐겁고, 너무나 행복했다. 그 맛, 그 느낌, 그 행복은 지금까지 이어지고 있다.

행복이란 남보다 많이 소유하고 남보다 지위가 높고 남보다 권능이 많고 남보다 앞서거나 남보다 뛰어나거나 남보다 많이 이룬다고 행복한 것이 아니라 이미 갖고 있고, 누리고 있는 행복에 눈뜨는 것. 이미 갖고 있지만 느끼지 못했던 행복에 눈뜬 만큼 행복하다는 진리를 얻었다.

행복은 표적지를 향해 쏘는 화살이 아니다. 그렇게 해서는 많은 행복을 누릴 수 없다. 찰나에 뒤집어쓴 육신과 운명 속에서 이미 갖고 있고, 누리고 있는 행복에 눈떠 하루에도 수백 번 이상 일어나는 사소한 일에서도 행복을 찾고, 느끼고, 누리는 것이 행복하게 사는 것이다. 행복 안에서 사는 것이다.

더 나아가 생명의 절대평등 생명의 절대자유 생명의 절대평안에 눈떠 찰나에 뒤집어쓴 육신과 운명, 세상에 세뇌되고 길들여져서, 상대적 행복감에 빠져 잃어버린 절대행복, 누리지 못했던 절대행복을 찾아

내어 영원히 누려라! 생명아

§ 그대 안에 진실이 있다.

요즘 사람들은 갈수록 겉멋만 잔뜩 들어가고 있다. 겉멋에 살고, 겉멋을 부리다가, 겉멋 때문에 괴로워하고, 겉멋과 함께 죽어간다.

전에 홀로 TV를 볼 때 일이다. 채널을 돌리다가 아이돌 가수들이 나와 노래와 춤을 보여주는 음악 프로가 있어 보게 되었다. 요즘엔 말이 음악 프로이지 사실은 무용 프로라고 해도 과언이 아니다. 노래에서 느끼는 정서적인 것이나 감동보다는 젊고 예쁜 여자 가수나 남자 가수들이 선정적인 옷을 입고 나와 선정적인 춤을 추는 것으로 무용 중에서도 선정적인 무용으로 시청자의 관심을 끄는 것이 대부분이다.

우리가 흔히 TV에서 많이 듣는 '섹시(하다)'라는 말도 따지고 보면 '성적인 또는 섹스를 하고픈'이라는 뜻이다. 즉 '섹시한 여자'라는 말의 뜻은 '성적인 여자, 섹스하고 싶은 여자'라는 뜻인데 우린 그 말을 너무나 아무렇지 않게 듣고 또 말한다.

저속한 말을 영어로 하면 저속해보이지 않게 느껴지고 고급스럽게 생각하는 모양이다. 그래도 그 뜻은 사람의 정서에 알게 모르게 세뇌시켜 사람들을 점점 음욕에 빠지게 만든다. 아무튼 저속한 매스컴과 상업주의가 사람들의 마음을 오염시키고 그러한 것들에 알게 모르게 세뇌되어 사람들은 점점 어리석은 쾌락에 스스로를 맡긴다.

그 채널을 조금 보다가 다른 데로 채널을 돌리려고 하는데 필자의 몸에서 어떤 반응이 일어나는 것을 느꼈다. 조용히 몸 살핌 명상을 하며 몸의 변화를 살폈다. 예쁜 여자 가수들이 육감적인 춤을 추자 그것을 본 필자의 뇌에선 습관적으로(자동적으로) 쾌감물질이 나옴을 느꼈다. 그리고 여자 가수들이 선정적인 춤을 추는 것을 본 필자의 고환에선 이상한 흐름이 요동쳤다. 아마 정자의 활동이 활발해지거나 새로운 정자가 생기는 것처럼 느껴졌다.

선정적인 춤을 추는 여자 가수들과 나의 눈, 눈과 뇌, 뇌와 고환이 서로 상호작용을 하면서 몸이 요동치고 있었다. 육신과 세상의 세뇌, 그리고 육신의 자기복제 욕망과 뇌의 욕정(쾌락)이 요동치고 있었다.

이것은 아주 순식간에 일어나며 번잡하고 시끄러운 일상에선 알아채기 힘든 것이었다. 하지만 이렇게 한 번 느낌을 찾아내니 그 후로 그러한 반응은 바로바로 알아챌 수 있었다. 이렇게 필자는 육신의 덧없음과 허망함 어리석음으로부터 벗어날 수 있었다.

찰나 동안 뒤집어쓴 육신과 세상의 세뇌와 그로 인한 육신과 마음의 움직임, 욕망, 쾌락, 그리고 집착, 노예, 괴로움, 어리석음, 사악함의 수레바퀴 속에서의 삶. 그것이 눈뜨지 못한 사람들의 삶이다.

이렇게 깨달음에 눈을 뜨자 내 안에 있던 '미인과 추녀의 경계'가 사라졌다. 손바닥만 한 크기에, 1cm 두께도 안 되는 얼굴 가죽만 벗겨내도 별 차이가 없는 평등한 얼굴에 모든 것을 거는 사람들의 삶이 얼마나 덧없고 허망하고 어리석고 슬픈 삶인가!

오늘 같은 화사한 봄날, 밖에 나가 보니 온갖 봄꽃처럼 화사하고 아름다운 겉멋으로 온갖 치장을 한 사람들이 거리에 쏟아져 나온다. 하지만 그들의 속 안에 있는 진실은 더러운 때와 먼지가 수북하게 쌓여 꽃으로 피어나 향기를 뿜기는커녕 꽃봉오리조차 맺히지 못한 채 썩어갈 뿐이다. 그래서 그들의 마음에선 덧없고 어리석고 허망한 욕망의 악취만 날 뿐이다.

그렇게 눈을 뜸으로 해서 껍데기들에 가려서 보지 못했던 생명으로의 마음, 생명으로의 정, 생명으로의 진실을 보게 되었다. 그래서 껍데기는 번지르르하나 속은 악취가 나는 생명도 있고 겉은 소박하지만 속은 착한 생명의 향기를 품은 이들이 있음을 알게 되었다.

이제, 필자에겐 천하의 절세미인도 천하의 추인도 그저 똑같은 생명으로 인식될 뿐 그이상도 그 이하도 아니다. 세상에 존재하는 모든 생명들은 필자에게 껍데기와 상관없는 그저 하나의 생명으로 밖에 보이지 않는다. 껍데기와 상관없는 속안에 있는 진실 생명의 마음, 착한 마음, 참된 마음의 향기를 맡을 뿐이다.

찰나에 뒤집어쓴 육신과 운명, 세상에 세뇌되고 길들여져 스스로를 잃어버린 생명은 육신과 운명, 세상의 욕망, 물질에 집착하고 노예가 되어 어리석고 사악해진다. 그래서 육신과 운명, 세상의 욕망, 물질로 비교하면서 행복과 낙을 삼으며 허망하게 살다 간다. 그래서 소위 명품이라는 것을 만들고 집착한다. 명품가방, 명품시계, 명품신발, 명품차 등등 그런 것을 소유하면서 자신도 명품이라는 착각에 한평생을 어리석고 허망하게 살다 간다.

그러나 그대는 알아야 한다. 덧없고 허망한 모든 집(껍데기)에는 명품이 없다. 다만 사라질 뿐이다. 명품은 오직 참된 이치인 참된 생명, 하나의 생명, 영원한 생명뿐이다. 절대평등, 절대자유, 절대평안에 눈떠 참된 이치로 벗어나 영원한 절대행복을 누리는 생명, 바로 그 생명이 영원하며, 절대적인 명품이다. 명품은 그렇게 허망한 시공 속에 사라지는 것이 아니다.

생명아, 생명아!

그대 스스로를 알라!

그대 안에 진실을 찾아, 누려서 영원한 명품이 되어라!

피어나라. 영원한 생명의 꽃이여!

찰나에 뒤집어쓴 어리석음을 벗어라!

모두에게 향기로운 하나의 생명이여!

§ 돌아오라, 벗님아.

사람의 마음은 태어날 때 유리구슬처럼 동그란 모습이다. 하지만 모진 운명에 살면서 어찌 마음을 온전히 보전하랴! 때론 부딪혀 깨지고 금이 간다. 어떤 이는 깨진 마음 끝이 예리하게 날이 선다. 그래서 곁을 지나가는 이에게 상처를 입히고 때론 해치기도 한다.

명상은 모진 운명에 깨져 예리해진 마음의 끝을 곱게 갈고 갈아서 모가 나지 않게 하여 행여 곁을 지나가는 이가 상처입거나 아프지 않게 수행하는 것이다. 그리고 찌그러지거나, 깨지거나, 금이 간 마음을 다른 이를 통해서가 아니라 스스로를 통해서 복원하여 다시 동그란 구의 상태로 돌라가는 것이다.

명상을 통해서 참된 스스로를 찾고 참된 이치의 힘으로 다시 복원하여 동그란 구의 상태로 돌아가는 것인데 호흡 명상과 사유 명상, 무념무상 명상 등으로 스스로를 찾고 알아차림 명상으로 스스로를 살펴서 다시 참된 생명으로 돌아가 그 힘으로 복원하여 다시 동그란 구의 상태로 돌아가는 것이다.

사람의 마음은 태어날 때 평지처럼 평평하다. 그런데 찰나에 뒤집어쓴 육신과 운명, 세상에 세뇌되고 길들여져 마음이 고르지 못하고 요철처럼 울퉁불퉁해진다. 그래서 다른 이를 평등하게 보지 못하고 찰나에 뒤집어쓴 육신과 운명, 그리고 그가 가진 것으로 비교하고 평가한다.

평평한 생명을 생명으로 보지 못하고 높고 낮게, 귀천, 미추 등의 관념으로 본다. 마음도 그렇게 울퉁불퉁하게 요철처럼 변한다. 사디스트는 마조히스트를 만들고 마조히스트는 사디스트를 양성한다. 찰나 동안 뒤집어쓴 육신과 운명에 세뇌되고 갇혀서 어리석고 사악해진 모세, 예수, 마호메트 같은 무당들과 공자, 맹자, 손자 같은 울타리와 피라미드의 주구들의 정신적 사디즘과 거기에 길들여진 민중의 어리석고 나약한 정신적 마조히즘에서 벗어나 평평한 사람으로서 평평한 생명으로 다시 돌아와야 한다.

어리석고 사악한 생명들의 어리석고 사악하고 허망한 지배 욕구와 어리석고 나약한 생명의 어리석고 나약하고 허망한 피지배 욕구는 사라져야 한다. 그 욕구들이 어리석고 사악하고 허망한 수레바퀴를 끊임없이 돌린다.

찰나에 뒤집어쓴 육신과 운명이 모질어 어찌어찌하여 마음이 울퉁불퉁해졌을지라도 명상으로 스스로를 참된 이치로 돌아가 다시 원래의 평평한 마음을 회복하는 것이다. 명상을 통해서 참된 스스로를 찾고 참된 이치의 힘으로 다시 복원하여 평평한 상태로 돌라가는 것인데 호흡 명상과 사유 명상, 무념무상 명상 등으로 스스로를 찾고 알아차림 명상으로 스스로를 살펴서 다시 참된 생명으로 돌아가 그 힘으로 복원하여 다시 평평한 상태로 돌아가는 것이다.

필자가 위에서 마음을 유리구슬, 평지로 표현한 것은 육신과 운명으로 살면서 일상에서의 다른 이와의 바른 삶을 그리다 보니 그렇게 표현한 것이지 마음이 원래 있는 것이 아니다.

사람의 마음은 태어날 때 따로 없었다. 하지만 찰나에 뒤집어쓴 육신과 운명, 세상에 세뇌되고 길들여져 마음이 고형화(固形化)하여, 유형화(有形化)하여 스스로가 만들어진 마음에 갇혀서 때론 깨지고, 때론 상처입고, 때론 외로워하고, 때론 두려워하고, 때론 슬퍼하고, 때론 기뻐한다.

명상은 찰나에 뒤집어쓴 육신과 운명, 세상에 세뇌되고 길들여져 만든 감옥 같은 유형화된 마음으로부터 벗어나 어느 것에도 갇히지 않은 마음 즉 마음을 원래대로 다시 없애서 참된 이치, 참된 생명이 되

살아나게 하는 것이다.

호흡 명상과 사유 명상, 무념무상 명상 등으로 스스로를 찾고 알아차림 명상으로 스스로를 살펴서 다시 참된 생명으로 돌아가 그 힘으로 스스로를 가두고 괴롭혔던 마음을 없애서, 마음의 감옥으로부터 벗어나 절대평안에 이르기를 바란다.

마음이라는 것도 결국은 뇌를 말하고 마음의 움직임은 뇌의 움직임을 말한다. 마음(뇌=집)에 길들여지고 갇히지 말고 모든 집을 뚫고 흐르는 참된 이치 참된 생명에 눈떠서 절대평등, 절대자유, 절대평안으로 벗어나 영원한 절대행복으로 존재하라 생명이여!

원효는 일체유심조를 말하였다. 필자는 '마음마저 없애면 스스로와 일체가 경계가 없고, 평평하고, 자유롭고, 평안하고 영원하리라!'라고 말한다.

§ 겸손하라, 생명아!

필자가 대자연에 존재하는 이치가 우주의 크기만큼 많다면 인간의 말과 단어로 표현할 수 있는 것이 파리똥보다 작음을 깨달은 것은 고등학교 다닐 때였다. 또한 인간의 말과 단어로 대자연의 이치를 배울 수 있는 것도 파리똥보다 적음을 알았다. 그나마 그 인간의 지식이라는 것도 말과 글을 통해서 배우는 것은 아주 적은 것이다.

예를 들면 필자는 예전에 금은방을 한 적이 있는데 그때 오랫동안 금을 취급하다 보니 금 중량이 손에 익었다. 그래서 하루는 시험 삼아 금을 손으로 무게를 재고 나서 전자저울에 올려보니 놀랍게도 푼까지 맞았다. 하지만 이것을 말과 글로 표현할 수 없을 뿐더러 누군가에게 가르쳐줄 수도, 금방 배울 수도 없다. 물론 그것이 누구나 배워야 할 뭐 그리 중요한 것은 아니다. 하지만 말과 글로 지식을 전달한다는 것이 매우 한정되어 있음을 알아야 한다.

이처럼 사람이 배울 것이 우주만큼 많다면 말과 글로 배울 수 있는 것은 고작 파리똥 크기만큼도 안 된다. 그만큼 말과 글로 배울 수 있는 것이 상대적으로 적다는 말이다. 그런데다 그 말과 글로 배우는 것마저도 한 사람이 평생 배울 수 있는 것은 아주 적다.

그런데 학계, 종교계, 경제계, 정치계 등등 어리석은 자들은 마치 다 아는 양 콧대를 있는 대로 세우고 교만 떠는 것을 보면 참으로 웃음밖에 나오지 않는다.

생명아, 생명아!

유난히 자신의 가진 것으로 콧대를 세우며 교만한 자들, 그들은 어리석고 가엾음을 스스로 입증하는 것이다. 차라리 눈뜬 자나 눈떠가는 이는 평등한 생명 앞에 평등하게 겸손하다. 평등하게 겸손한 것은 사람의 이치가 아니라 참된 생명, 참된 이치, 영원한 생명의 이치다

§ 우울증은 스스로 날려버려라.

우울증에 걸린 사람은 부정적인 인지와 자기비하 등등 때문에 우울하고 기운이 없다. 그리고 치료제를 투여해서 어느 정도 증상이 완화되었다가도 치료제를 끊으면 다시 우울증이 재발되는 확률이 상당히 높다.

그리고 인지 치료에 의한 우울증 치료는 우울증 재발 확률이 치료제 투여하는 것보다 적으나 그때그때 감정에 점령당한 환자를 완벽하게 정상적으로 돌려놓는 데는 아직 미비하다. 하지만 다양한 명상법으로 우울한 감정에 의식이 점령당한 스스로를 구원할 수 있다.

명상을 하게 되면 일상에 명상법이 녹아들어 알아차림 명상으로 스스로의 감정과 마음을 알아차리고, 호흡 명상으로 기분을 전환하고

의식을 맑고 깨끗하게 해주거나, 지혜 명상으로 잘못된 인지로부터 벗어나거나, 행위 명상으로 행위에 집중하거나, 파워 명상으로 마음의 분위기를 다른 데로 바꿀 수 있다.

마음의 병은 스스로가 약해져, 스스로가 병들어, 스스로가 객체에 갇혀, 스스로가 걸린 병이므로 스스로가 고칠 수 있다.

마음의 병을 고치려면 마음, 감정, 느낌, 인지, 세뇌, 행동 등등에 갇히지 않은 최상위 의식인 스스로를 제대로 알아야 한다. 바로 그대 스스로를 알고 느껴야 한다. 그래야 오염된 것들이 그대의 의식을 점령하고, 오염시켜 그대 스스로를 마음병으로 병들게 하는 것을 막을 수 있다. 명심하라 마음의 병은 약으로 고치는 것이 아니라 스스로가 고치는 것이다.

사람들은 스스로의 힘을 잘 알지 못하는 것 같다. 그래서 약으로 육신의 병을 고치듯이 마음도 약으로 고치려 하는 오류를 범한다.

필자가 예전에 스피치 강의를 하던 중에 우울증에 걸린 주부로부터 하소연을 듣게 되었다. 각자 나와서 자기를 소개하는 시간이었는데 그녀를 앞에 나와 자신이 우울증에 시달리는 상태와 자기비하, 우울감 등을 털어놓았다. 그녀는 말하는 내내 눈물을 흘렸다. 말을 마치고 자리에 앉아 있는 그녀의 얼굴은 달이 뜨지 않은 깜깜한 밤처럼 어두웠다.

필자는 그녀에게 기존에 어둡고, 부정적인 인지를 변화시켜 밝고 행복한 인지로 바꿀 수 있는 이야기와 스스로를 찾고, 느끼고, 힘을 기르는 법을 말해주었다. 그러자 그녀가 필자의 말을 잘 이해했는지 그녀의 얼굴엔 햇살이 비추듯 환하게 밝아지는 것이 지금도 그녀의 그런 얼굴을 잊을 수 없다. 그 강의실에 있었던 많은 주부들이 필자의 말에 많은 공감했다.

그 뒤로 일주일에 한 번씩 강의 시간마다 그녀를 살펴보았는데 그녀는 갈수록 얼굴이 밝아지고, 목소리로 점점 힘이 살아났다. 그렇다 스스로가 살아나야 한다. 찰나 동안 뒤집어쓴 육신과 운명의 껍데기와 살지라도 그것들에 점령당해 노예로 살지 않고 스스로는 스스로의 주인 된 자리로 돌아와 그것들(객체들)을 다스리면서 스스로를 평안히 하는 스스로의 삶을 살아야 한다.

흔히들 우울증에 걸려 자살하는 사람들을 막기 위해 주변에서 우울증에 걸린 사람에게 따뜻한 말을 하고 많은 관심을 갖도록 해야 한다고 하다. 하지만 그것도 한계가 있는 것이다. 가장 중요한 것은 스스로가 스스로의 힘을 되찾는 것이다. 알코올중독자에게 아무리 술을 끊으라고 조언하고 술을 감추어도 스스로의 의지가 없으면, 스스로가 방법을 찾아 노력하는 의지가 없으면 다 무용지물이다. 그것은 알코올 중독에 빠졌었던 필자가 잘 안다.

사람들은 스스로가 얼마나 강한 생명력을 갖고 있는지 모른다. 얼마나 강하면 모든 육신과 운명을 뚫고 살아날까. 스스로를 약화시키고 죽이는 것은 다름 아닌 스스로임을 알아야 한다. 스스로가 스스로를 모르고 스스로를 둘러싼 객체에 내동댕이쳐 버려 스스로를 그것들과 함께 괴롭히고 죽여 버린다.

껍데기에 갇혀 스스로를 잃어버린 생명이여!

깨어진 아스팔트길 한복판에 홀로 핀 풀 한 포기가 지나가는 행인과 차에 잎사귀가 밟히고 짓이겨졌어도 남은 한두 줄기 잎으로도 싱싱하게 살아가는 참된 생명을 보라! 참된 이치를 보라!

그들은 스스로가 스스로를 죽이지 않는다.

스스로가 스스로를 나약하게 하지 않는다.

찰나 동안 뒤집어쓴 모진 육신과 운명에도 스스로를 믿고, 스스로의 힘으로 살아간다.

§0부터 시작하라

사람뿐 아니라 모든 생명의 뿌리는 0이다. 찰나 동안 뒤집어쓴 육신과 운명에 세뇌된 어리석은 생명은 그것을 잊고 마치 원래부터 자신이 모든 것이 갖추어져 있었다고 생각한다.

즉 스스로는 0인데 껍데기가 스스로인 양 착각하여 껍데기가 손상되거나 잃으면 마치 스스로가 손상되고 잃은 양 괴로워하며 스스로를 괴롭힌다.

명심하라! 스스로는 0이라는 것을.

예를 들면 어떤 사람은 되는 일이 없어 운이 없다고 한탄한다. 그런데 그 사람은 자신의 대단히 많은 운을 모른다. 우선 운이 없다는 자신은 아버지의 수십억 분의 일의 정자 중에 선택되어 태어난 행운아임을 잊고 산다.

그리고 누군 자신이 못생겨서 죽고 싶다고 복에 겨운 소리를 한다. 그래서 자신이 사람의 태 안이 아닌 돼지나 소의 태 속 안에 있었으면 누군가의 먹이가 되기 위해 태어나고, 비참하게 살다가, 처참하게 죽어갈 운명이었음을 잊고 산다.

생명아, 생명아! 0을 보라!

절대평등, 절대자유, 절대평안은 0을 볼 줄, 느낄 줄 알아야 누리는 것이다.

찰나 동안 뒤집어쓴 육신과 운명에 세뇌 되고 길들여져 껍데기로 비교하고, 괴로워하고, 슬퍼하며 스스로를 괴롭히고, 상처주고, 약하게 하고, 죽이지 말고 0인 참된 생명, 참된 이치, 영원한 생명으로 돌아가 절대행복을 누려라!

마음을 항상 0에 두어라!

그곳에 스스로가 있다!

§ 단순하게, 당당하게

여자가 남자보다 우울증에 걸릴 확률이 두 배 이상 높다. 그 이유는 학자들 나름대로 이유를 찾겠지만 필자가 보기에는 크게 세 가지로 본다.

하나는 일상에서 남자들에 비해 여자들이 의식을 분열하는 일을 많이 한다. 남자들은 대개 단순하고 한 번에 한 가지씩 단순하게 일을 한다. 하지만 여자들은 한 번에 여러 가지 일을 과 생각을 동시에 하는 경우가 많다.

예를 들면 설거지를 하면서 TV를 보고 전화도 하면서 아이까지 돌본다. 남자 같은 경우 대개 이렇게 여러 가지 일을 동시에 하지 않는다. 대부분 한 가지 일에 집중한다. 의식을 분열하여 일하거나 생각하는 것은 남과 다른 능력도 되겠지만 때가 되어 그것들이 사라질 때 갈라진 의식의 균열이 스스로를 괴롭히는 역할을 한다.

두 번째는 성격이다. 여자들은 자존심은 강하지만 자존감은 약한 것 같다. 그래서 남에게 자신이 무시당하거나 상처를 받을까 봐 많은 신경을 쓴다. 대신 스스로가 스스로에 대한 사랑과 당당한 자존감은 상대적으로 약하다.

이런 유머가 있다. 여자들은 거울을 볼 때 얼굴 중에 가장 자신이 없는 부분을 먼저 본다고 한다. 그 부분을 보면서 그곳만 고치면 괜찮은데 하고 그 부분에 집중한다. 남자는 잘생겼든 못생겼든 대개 거울을 보면서 이렇게 생각한다고 한다. '자식, 역시 넌 멋진 놈이야!'

그런데 이 유머는 상당히 맞는 것 같다. 주변에서 예쁘다는 말을 많이 듣는 아내는 자신의 얼굴에서 제일 자신이 없는 부분을 생각하며 남들 앞에서 자신 없어 한다. 하지만 필자는 아주 작은 키에 얼굴은 그저 그렇게 생겼다. 그래도 필자는 세상에 제일 잘난 그 누구와도 얼굴과 신체를 바꿀 생각이 전혀 없다. 왜냐하면 난 지금의 내 모습에 만족하니까. 난 나니까. 아마 지금보다 외모가 더 형편없어도 나에 대한 마음은 똑같을 것이다. 중요한 것은 밖이 아니라 안에 있으니까.

여자는 듣는 것에 약하고 남자는 보는 것에 약하다는 말이 있다. 즉 대화를 많이 나누는 것을 좋아하는 여자는 듣는 것에 상대적으로 남자보다 민감하고, 대화보다는 말수가 적고 일에 집중을 많이 하는 남자는 보는 것에 민감하다는 말이다.

이것을 뒤집어서 생각하면 남자가 보는 것에 민감하므로 상대방인 여자는 남자에게 잘 보이기 위해 외모에 남자들보다 더 신경을 쓰고 더 예민하고 더 완벽하게 꾸미려고 한다. 그러다보니 온통 마음이 외모에 가 있다. 하지만 외모는 변하는 것이다. 그러다 보니 삭아가는 외모와 함께 마음도 같이 영향을 받는다.

세 번째는 분위기다. 남자들은 대부분 밖에 나가서 일을 한다. 하지만 상대적으로 여자들은 가사 일을 하는 경우가 많다. 남자는 좋든 싫든 매일 집과 다른 분위기에서 일을 한다. 하지만 여자들은 계속해서 집 안에 있는 경우가 많다.

그러다보면 여자들은 분위기와 생활에 있어서 변화가 별로 없다. 그래서 기분이 우울할 때 집안 청소나 빨래를 하여 기분 전환을 하거나 집 안을 꾸미는 것으로 기분을 전환한다. 이것도 마음에 병이 없을 때 할 수 있는 것이다.

고민거리나 마음에 병이 생기면 기운이 없어져 그렇게 하기도 힘들다. 하지만 남자들은 집과 다른 분위기의 일터에서 집안에서의 일과 다른 일에 집중할 수밖에 없는 상황에 놓여 있다. 그래서 어떤 기분을 길게 가져갈 수 없다.

물론 앞에 기술한 이야기가 꼭 맞는 것은 아니다. 앞에 기술한 내용은 남녀의 구별이 없이 누구나 조금씩 갖고 있다. 또 지금은 남녀의 역할도 조금씩 바뀌어 가는 세상이다. 정도의 차이만 다를 뿐이다. 하지만 우울증 환자들이 우울한 기분과 주의 집중이 안 돼서 고통을 받는 것을 볼 때 앞에 기술한 내용은 전혀 무시할 수 없는 이야기다.

명상으로 기분 전환을 하고, 스스로 주의 집중을 하여 갈라진 의식을 단순화하고 가볍게 하며, 찰나에 뒤집어쓴 육신과 운명을 넘어 스스로에 대한 올바른 자존감을 찾아간다면 우울증은 더 이상 그대를 가두지 못하고 사라지리라!

§ 가장 깨끗한 스스로

명상은 스스로에게 돌아가는 것이고 스스로는 갓 태어난 아이처럼 순진무구하고 깨끗한 물처럼 투명하다. 그래서 갓 태어날 땐 의식이 투명하고 깨끗하다. 그러나 시간이 지나면서 의식 주변에는 기억, 세뇌, 감정, 느낌, 행위, 인지, 욕구 등등이 쌓이고 이것들이 의식을 통해서 스스로에게 전달되고 의식은 이것들로 점점 점령이 된다.

스스로는 의식을 통해서 이것들을 느끼고 의식을 통해서 반응하는데 어린 아이는 의식 주변이 깨끗하다. 그래서 어린아이는 마음, 감정, 행위 등등이 순진무구하고 순수하다. 하지만 커가면서 의식 주변에는 기억, 세뇌, 감정, 느낌, 행위, 인지, 욕구 등등이 쌓이고 이것들의 영향으로 의식은 점점 깨끗하지 못하고 투명하지 못하며 마음, 감정, 행위 등등이 많이 왜곡된다.

스스로는 찰나 동안 뒤집어쓴 육신과 운명으로 세뇌된 것에 따라 마음을 형성하고 형성된 마음으로 의도하고 의도한 대로 행위가 이루어졌다. 명상으로 이러한 것들을 살피고 알아차리는데 알아차림 명상과 사유 명상으로 살피고 알아차리며 무념무상 명상으로 순수하고 깨끗하고 투명한 스스로에게 돌아가는 것이다.

명상으로 스스로에게 돌아가면 의식 주변에 기억, 세뇌, 감정, 느낌, 행위, 인지, 욕구 등등이 쌓이기 전인 순수하고 깨끗하고 투명한 참된 생명, 하나의 생명, 영원한 생명을 느낄 수 있다.

그래서 알아차림 명상에서 제일 중요한 것은 무언가에 때 묻지 않고 순수하고 깨끗한 스스로의 상태가 중요하다. 마치 무언가를 거울에 비추어 볼 때 거울이 깨끗하면 거울에 무언가가 세세하고 명료하게 비춰지지만 거울에 때가 많이 묻으면 아무것도 비출 수 없기 때문이다. 그래서 옛날부터 고승들은 제자를 삼을 때 재능보다도 깨끗하고 착한 심성을 먼저 보았다.

명상은 결국 깨끗한 물처럼 투명하고 갓 태어난 아이처럼 순진무구하고 깨끗한 거울 같은 스스로에게 돌아가고, 스스로가 되어, 스스로를 둘러싼 껍데기(몸, 감각, 행위, 마음, 감정, 세뇌, 인지, 세상, 대자연 등)를 알아차리고 다스려 참된 생명인 스스로의 길로 가는 것이다.

§ 영원한 생명으로

찰나 동안 뒤집어쓴 육신과 운명으로 세뇌되고 갇힌 어리석은 생명은 스스로를 육신과 운명으로 알고 산다. 하지만 눈떠 깨달은 생명은 찰나에 뒤집어쓴 육신과 운명으로 사는 것이 아니라 모든 육신과 운명을 뚫고 흐르는 참된 생명, 참된 이치, 하나의 생명, 영원한 생명으로 산다.

그래서 어리석은 생명은 일년생 풀처럼 내년을 보지 못하고, 내년을 생각하지 못하고 찰나 동안 뒤집어쓴 육신과 함께 태어나고 죽는다.

§ 하나의 생명이여!

요즘은 필자가 지나가는 길에 사람들이 싸움을 하는 것을 자주 본다. 누가 어떻게 잘못을 했는지 모르지만 차를 길가에 세워놓고 삿대질을 한다. 길에서 싸우는 사람들을 보면 서로가 잘 알지 못하는데도 싸운다. 어쩌면 서로를 모르기 때문에 싸우는지도 모른다.

만약 어떤 사람이 차를 운전하고 가다가 신호등 앞에서 섰을 때 누군가의 차가 그 사람의 차를 뒤에서 아주 살짝 부딪쳤다면 그 사람은 아마도 뒷목을 잡으면서 단단히 보상을 받을 것을 생각하고 뒤에서 차를 받은 사람에게 애를 먹일 수도 있다.

하지만 막상 차 밖으로 나가 보니 자신의 차를 받은 사람이 자신의 부모 형제이거나 가까운 친척 또는 친한 친구라면 상황을 180도 다르게 받아들일 것이다. 뭐 대수로이 생각하지 않고 서로 안부를 주고받다가 괜찮다고 하면서 서로 아무렇지 않게 없던 일처럼 하고 헤어질 것이다.

요즘에 아파트 층간 소음 때문에 서로가 신경을 곤두세우고 때론 싸우는 경우도 많다. 이 경우도 서로가 서로를 모르기 때문이다. 서로가 서로를 모르니 아래층에서는 위층에서 나는 소음에 기분이 나쁘고, 위층에서는 아래층에서 뭐라고 하니 기분이 나쁘다. 서로가 서로를 한 식구처럼 생각하고 존중하고, 배려하고, 이해하면 기분이 나쁠 것도 신경을 쓸 것도 없는데 말이다.

필자가 예전에 어느 허름한 아파트에 살 때다. 어느 날 위층에 새로운 사람들이 이사를 왔다. 유치원생쯤 되어 보이는 두 아이를 둔 가정이었다. 그런데 그 사람들이 이사를 오고 나서 천정에서 콩콩거리는 소리가 났다. 소리에 민감했던 나는 그 소리가 점점 크게 들렸다. 나중에는 마치 대포소리만큼 내 마음속에 들렸다(실제는 그렇지 않았지만).

그런데 신기한 것은 내 아내와 아이들은 별로 신경을 쓰지 않는 것이었다. 천정에서 콩콩거리는 소리가 날 때마다 나는 점점 화가 나서 당장 뛰어올라가 말싸움이라도 하고 싶었지만 아내가 별것도 아닌데 괜히 이웃 간에 사이만 나빠지니까 참으라고 말리는 바람에 참고 또 참았다. 대신 언젠가 위층 아이들을 만나면 단단히 혼을 내줘야겠다고 벼르고 있었다.

그러던 어느 날 밖에서 아이들을 만났는데 천진난만한 아이들의 얼굴과 눈빛을 보자 화를 낼 수가 없었다. 오히려 머리를 쓰다듬어 주었다. 잠시 후 집에 돌아오니 또다시 천정에서 콩콩거리는 소리가 났다.

난 잠시 생각을 했다. 예전에 우리 딸들이 뛰어놀 때 난 그런 딸들이 잘한다고 생각했다. 아이 때는 원래 저렇게 뛰어노는 것이 정상이고 건강한 것이라고 여겼다. 그런데 왜 다른 사람의 아이에겐 다르게 적용하는가. 나의 이중성에 환멸을 느꼈다.

위층의 아이들을 나의 아이들이라고 여기고 생활하기로 했다. 그리고 아이들이 뛰면 또 얼마나 뛰겠느냐는 생각도 들었다. 아이들이 뛸 때마다 '그래그래, 건강해라. 너희들이 뛰는 것은 당연한 것이다. 더 뛰어라.' 이렇게 생각하니까 천정에서 나는 콩콩거리는 소리도 더 이상 크게 들리지 않고 나중엔 전혀 신경도 쓰이지 않았다.

사람은 찰나에 뒤집어쓴 육신과 운명에 세뇌되고 길들여져 '나'라는 덧없고 허망한 관념과 나가서 '우리'라는 덧없고 허망한 관념이 영원한 제 집인 양 어리석고 사악한 그 껍데기를 위해서 알게 모르게 악을 짓다가 간다. 그리고 그것들이 모여 커다란 수레바퀴가 되고 그 속에서 생과 사를 넘으며 허망하게 돌고 돈다. 악의 수레바퀴, 덧없고 허망한 수레바퀴, 다툼의 수레바퀴, 괴로움의 수레바퀴를 멈추고 벗어나는 길은 참된 이치, 참된 생명, 하나의 생명에 눈떠 스스로 벗어나는 길밖에는 없다.

명상하라! 스스로를 찾아라! 그리고 하나가 되어라! 절대평등, 절대자유, 절대평안이 찾아오리라!

§운명에 두 번 울지 마라.

필자는 예전에 비해 화를 잘 내지도 슬퍼하지도, 괴로워하지도 않는다. 그 이유는 피할 수 없는 운명 때문에 운명이 괴로운 것은 괴로운 것이고 운명 때문에 스스로마저 스스로가 괴롭히면 이중으로 스스로가 괴로운 미련한 짓이라는 것을 깨달았기 때문이다.

살다 보면 살아있다는 이유로 많은 사건이 자신에게 닥쳐온다. 사람들은 이것을 운명이라고 부른다. 피할 수 있다면 어쩌면 그것은 운명이 아닌지도 모른다. 자신도 어찌 할 수 없는 경우가 자신에게 닥쳐오는데 이럴 때마다 필자는 화를 내면서 시간을 흘려보내고 때론 남과 싸우기도 했다.

예전에 싱크대 공장을 운영할 때 가끔 싱크대 값을 떼어먹고 도망가는 업자들이 있었다. 그러면 누구는 그럴 것이다 '조심했어야지, 바보같으니까 떼어먹히지'라고 말이다. 그런데 살다 보면 느끼는 것이지만 처음부터 속이려고 작정하고 접근하는 사람에겐 어쩔 수가 없다.

또 싱크대 작업은 물건을 주고받고 하는 것이 아니라 물건을 다 설치하고 대금을 받는 것이라서 싱크대 설치 후에 딴 소리를 하면 설치한 싱크대를 도로 가져올 수도 없고 도로 떼어서 가져오려면 더 손해다. 왜냐하면 싱크대는 대개 그 집에 맞추어 제작을 하기 때문에 도로 가져와 봐야 짐만 되고 또 설치한 싱크대를 떼어서 가져가는 데 들어가는 인건비도 만만치 않기 때문이다.

어쨌든 싱크대 값을 떼이기도 하고 터무니없는 트집으로 값이 깎이기도 하다 보면 어떤 땐 화가 나서 일도 손에 잡히지도 않고 그런 감정을 안고 스스로를 괴롭히며 살았다. 그러다보니 몸 건강, 마음 건강이 점점 나빠졌다.

그러던 어느 날 필자가 이렇게 살아서는 안 되겠다고 생각하고 내 자신의 삶을 되돌아보았다. 일단 조심하고 노력하지만 나에게 닥쳐오는 일 중에 반드시 피할 수 없는 일이 생긴다. 피할 수 없는 운명 때문에 운명이 괴로운 것은 괴로운 것이고 운명 때문에 스스로마저 스스로가 또 괴롭히면 이중으로 스스로가 괴로운 미련한 짓이라는 것을 깨달았다.

그래서 이 잔인하고 힘겨운 운명 속의 삶에서 운명이 안타까우면 안타까운 대로, 아프면 아픈 대로, 슬프면 슬픈 대로, 괴로우면 괴로운 대로 흘려보내고 그것 때문에 스스로마저 안타까워하고, 아파하고, 슬퍼하고, 괴로워하지 않기로 했다.

그 후에 난 몸 건강 마음 건강을 회복하고 항상 노래를 흥얼거리는 즐거운 사람이 되었다. 방금 전에 설치한 싱크대를 말도 안 되는 생트집으로 값이 깎여 속상해도 다른 현장에 가면 방금 전 상황을 싹 잊고 항상 노래를 흥얼거리는 즐거운 사람이 되었다.

언젠가 어느 집 싱크대를 설치하러 갔더니 항상 노래를 흥얼거리는 즐거운 마음으로 작업을 하는 내 모습을 보고 그 집 주인이 "사장님, 요즘 돈 많이 버시나 봐요. 일하는 내내 콧노래를 다 부르시고……." 하였다. 나는 그렇게 콧노래를 부르는 이유를 일하는 틈틈이 말해주었더니 그 집주인이 내 말에 감동을 받고 많은 공감을 했다.

아내는 내가 퇴근하여 집에 올 때 유난히 콧노래가 크면 오늘 하루가 많이 힘들고 고단했음을 짐작한다. 어쩌면 힘들수록 내가 콧노래를 부르고 스스로를 위로하는 것은 이 모질고 잔인한 운명에 살아남기 위한 유일한 방법인지도 모른다.

살다 보면 때론 어처구니없는 일, 너무나 억울한 일, 너무나 아픈 일이 닥쳐올 때가 있다. 그럴 때마다 그렇게 닥쳐온 운명 때문에 스스로를 괴롭힌다면 운명은 운명대로 아프고 스스로는 스스로를 괴롭혀 이중으로 아프고 괴롭다.

지난 것은 지난 일과 함께 잊어라! 새로운 순간, 지금을 새롭고 즐거운 마음으로 맞이하라! 지나가는 운명은 붙잡을 수도 돌이킬 수도 없고 피할 수도 없다. 다만 흘러갈 뿐이다. 스스로를 구름에 해가듯이 운명을 스쳐가라! 구름은 때가 되면 걷히는 법, 찰나 동안 뒤집어쓴 육신과 운명도 해 같은 그대를 영원히 가리지는 못하리라!

§ 마음에 틀을 버려라.

마음에 틀을 버리거나 마음에 틀을 만들지 않으면 상대방도 평안하고 나도 평안하다.

예전에 필자와 아내는 자주 다투었다. 부부싸움이 잦으니 싸움의 당사자들뿐만 아니라 아이들도 많이 괴로워하였다. 다투고 나면 후회가 밀려오지만 다툴 땐 아내에 대한 분노가 의식을 지배해서 분노가 사라질 때까지 감정에 휘둘리는 노예가 됐다.

부부싸움 때문에 필자도 괴롭고, 아내도 괴롭고, 아이들도 괴로워하던 어느 날 필자는 사유 명상에 들어 아내와 다투는 이유를 사유하였다. 사유 명상 끝에 필자가 찾아낸 것은 필자의 마음속에 틀이 있다는 것이다. 그 틀은 살면서 필자의 머리에 알게 모르게 세뇌된 것들이 차곡차곡 쌓여서 형성된 것이었다.

필자는 태어나면서부터 남성 우월주의 사회에서 살아왔다. 그리고 남녀의 역할이 철저히 구분되는 사회에서 살아왔다(물론 지금은 많이 변했지만). 그래서 필자는 남편에게 순종하는 현모양처의 틀 안에서의 삶을 아내에게 요구했고 아내가 그 틀에서 벗어나려 할 때마다 화가 나고 원망했다.

이번엔 아내의 입장에서 생각해보았다. 아내도 필자처럼 아내의 머리에 알게 모르게 세뇌된 것들이 차곡차곡 쌓여서 형성된 것이 있었다. 그래서 아내는 필자가 아내가 만들어 놓은 틀에서 조금이라도 벗어나면 화를 내었다.

순간 이런 생각이 들었다. 아내가 만들어 놓은 틀로 필자에게 억지로 씌워서 강요하고 화를 낼 때마다 필자는 매우 괴롭고 화가 났다. 그렇다면 내가 만들어 억지로 씌운 틀로 아내와 아이들이 얼마나 괴롭고, 갑갑하고, 화가 날까 하는 생각에 다다랐다.

여기까지 생각이 이르자 필자는 마음속에 있는 틀을 다, 완전히 내려놓기로 결론을 냈다. 아내에 대한 지금까지의 세뇌된 모든 것을 버리고 그저 평등한 하나의 생명으로 대했다. 이렇게 보니 그동안 아내라는 껍데기에 가려 보지 못했던 아내의 고달픈 삶이 제대로 보였다.

그래서 필자는 그런 아내라는 짐을 지고 사는 생명에 대한 미안한 마음과 감사하는 마음이 들었다. 그 후엔 아내가 아무리 화를 내고 자신의 틀로 필자를 씌워 괴롭혀도 화를 내지 않고 가능하면 아내의 뜻에 따라 주었고 오히려 아내라는 껍데기를 뒤집어쓴 생명이 가엾은 마음이 들었다.

이렇게 하니 아내도 평안해졌지만 필자의 마음도 한없이 평안해졌다. 그 뒤로 아내와 필자는 다툴 일이 거의 없다. 오히려 지금은 아내도 많이 변해서 필자에게 씌웠던 자신의 틀도 어느 정도 내려놓은 것 같다.

모든 싸움의 뿌리는 마음속(뇌 속)에 세뇌된 것이 쌓여 형성된 틀 때문이라는 것을 필자는 안다. 그 틀을 모두 버리면 나중엔 참된 생명만 남는다는 것을 필자는 안다. 육신과 운명을 벗은 참된 생명으로 돌아와야 이성애욕(異性愛欲), 육신의 자기복제 욕망, 자식 사랑 같은 때가 되면 사라지는 허망한 사랑이 아니라 생명으로 나누는 영원한 사랑, 정(情)을 나눌 수 있다.

찰나 동안 뒤집어쓴 육신과 운명에 세뇌되고 길들여진 생명들은 어리석고 사악해진다. 체제, 나라, 종교, 이념 등등 세뇌된 모든 틀을 모두 버리고 벗어나 참된 생명으로 돌아와야 스스로도 평안하고 일체도 평안하다.

마음에 알게 모르게 세뇌되어 생긴 마음의 틀을 버려라.

그리고 그대의 마음에서 모두 놓아주어라.

그러면 스스로와 일체가 평안하리라!

그대는 절대행복에 이르리라!

§ 생명을 생명으로 대하라.

예전에 필자가 싱크대 공장을 운영할 때 필자가 말이 사장이지 직원과 다를 바 없이 일을 했다. 그래서 일할 땐 지저분한 작업복을 입고 있을 수밖에 없었다. 새 작업복을 입어도 일의 특성상 금방 더러워졌다.

공장 근처에 건물을 소유한 한 할머니가 있었는데 오다가다 만나면 필자는 공손히 인사를 하였다. 그럴 때마다 그 할머니는 나를 더러운 벌레를 보듯이 보았다. 필자가 하는 일과 행색이 초라하니 그렇게 보는 것 같았다.

그러던 중 하루는 그 지역 뉴타운개발을 반대하는 사람들 중에 아는 사람이 필자를 찾아와서 뉴타운 반대 집회에 가자고 했다. 평소 필자도 주민이 자발적으로 중심이 되어서 하는 뉴타운이 아니라 시와 개발업자의 부추김으로, 개발업자만 이익을 크게 보고 정작 원주민은 쫓겨나는 뉴타운을 반대했으므로 참석하게 되었다.

물론 그날 싱크대 작업할 일도 없고 해서 참석할 수 있었다. 그래서 옷도 깔끔하게 차려입고 시청 앞에 모인 뉴타운 반대 집회에 참석하게 되었는데 막상 집회라고 모였지만 거기에 모인 사람들 중에 대중 앞에서 제대로 말을 하고 이끌어줄 수 있는 사람이 별로 없었다. 그래서 저녁때마다 싱크대 공장 근처 스피치학원에서 강사를 하고 있던 필자가 그날은 마이크를 잡고 사회도 보고 집회에 모인 사람들을 이끌었다.

다음 날 필자는 공장 근처에 있는 지인의 가게에 커피를 한 잔 마시러 갔다. 그런데 그 가게 주인이 필자에게 어제 집회에 갔었느냐고 물었다. 그걸 어떻게 아느냐고 되물으니 어제 저녁에 근처 건물주 할머니가 자기 건물도 걱정이 돼서 집회에 참석했는데 그때 필자를 보았다고 했다. 그러면서 그 할머니는 필자를 다시 보게 되었다고, 자기가 그동안 사람을 잘못 보았다고 고백했다고 말했다.

찰나 동안 뒤집어쓴 육신과 운명으로 세뇌되고 갇혀서 사는 사람은 생명을 생명으로 보지 못하고 육신과 운명의 껍데기로 본다. 더구나 요즘같이 비교할 상품이 많은 세상에선 소유한 것을 가지고 사람을 평가하기도 한다. 그리고 사람이 하는 일로 그 사람을 평가한다. 인분을 치워주는 사람은 인분 취급을 하고, 쓰레기 청소하는 사람을 쓰레기 취급을 한다.

더러운 것을 취급하는 일을 하는 사람을 더럽게 보고 저임금의 힘든 일을 하는 사람을 함부로 대한다. 오히려 더러운 것을 취급하고 힘든 값싼 노동을 하는 사람을 더 존경하고 위해주어야 하는데 말이다.

생명아, 생명아!

그대가 다른 이에게 취급받고 싶은 대로 다른 이를 대하라!

그 무엇도 아닌 참된 생명으로! 평등한 생명으로! 하나의 생명으로!

§ 투명한 시선으로 보라.

예전에 필자가 스피치학원에서 스피치를 지도할 때 한 수강생이 유난히 청중에게 시선을 주지 못하고 바닥을 보면서 말을 했다. 스피치 시간이 끝나고 상담을 하면서도 필자의 눈을 한순간도 제대로 보지 못하였다.

처음엔 필자도 스피치 기술적으로 접근해서 그 사람의 산만한 시선을 바로잡아 주려 했으나 그 사람의 문제는 바로 마음에 있음을 알았다. 상담을 하면서 그 사람에게 형성된 관념의 틀이 상당히 왜곡되어 있음을 느꼈다.

예를 들면 범죄자 눈에는 세상 사람들이 범죄자처럼 보이고 부처 눈에는 세상 사람들이 부처로 보이는 것과 같은 이치다. 그 사람은 세상을 살아오면서 마음이 많이 오염되어 있었다. 그래서 자신이 다른 사람들을 나쁘게 보고 누군가 자신을 보면 상당히 기분 나쁘게 생각했다.

필자는 그 수강생에게 마음을 투명하게 하라고 가르쳐주었다. 자신의 마음 안에 있는 선입관, 관념 등을 알아차리고 그것들을 깨끗이 씻어내어 투명한 눈으로 생명들을 보도록 지도했다. 그리고 찰나에 뒤집어쓴 육신과 운명은 달라도 참된 생명은 다 같이 깨끗함을 일깨워 주었다.

어떠한 사람 이전에 사람이고, 사람 이전에 평등한 생명이다. 그것이 사람들의 본모습이다.

그 수강생은 다행히 나중엔 자연스럽게 오랫동안 다른 사람의 눈을 쳐다볼 수 있었고 마음의 평안도 찾았다.

예전에 MBC 주말 오락프로에서 '나는 가수다'를 방영한 적이 있었다. 거기에 출연한 가수 중에 적우라는 여자 가수가 있었는데 허스키한 중저음에 특유한 음색과 소울을 가진 노래를 아주 잘 하는 가수였다.

그녀의 목소리는 다른 여가수들처럼 가늘게 올라가는 목소리가 아니라 아주 넓고 굵게 올라가는 목소리여서 많은 정서와 한을 담을 수 있는 장점이 있는 아주 좋은 타고난 목소리였다. 그래서 그녀가 부르는 노래는 다른 여가수가 줄 수 없는 깊은 감동을 주었다. 그리고 노래라는 것이 무슨 지식을 전달하거나 이해타산을 따지는 것이 아니고 가사의 내용을 감성을 적셔서 감동을 주면 되는 것이 아닌가.

그런데 악(惡)플러들은 루머로 공격했고 심지어 말도 안 되는 트집으로 그녀의 음악성을 비판했다. 그것을 보면서 적우라는 여가수도 안됐지만 악플러들도 참 불쌍한 생명이구나, 하는 생각이 들었다.

대자연과 세상엔 온갖 생명과 물질들이 저마다의 성질과 모습으로 존재하고 있다. 그것을 보고 어떻게 느끼느냐는 각자 개인의 몫이다. 길을 가다가 길가에 핀 노란 민들레꽃을 보고 예쁘다고 감탄하고 즐거워하면 꽃보다 자신이 더 즐거운 것이다.

그러나 길가에 피었으니 먼지도 묻고 더러운 오염물질이 묻었을 것이라고 더럽게 생각하면 꽃이 더러운 것이 아니라 오염된 자신의 마음이 더럽고 괴로운 것이다. 아마 그 악(惡)플러들은 인터넷 상에서 뿐만 아니라 주변에 있는 가족이나 동료들에게도 피해를 주면서 살아갈 것이라는 것은 불을 보듯이 뻔하다.

생명아. 생명아!

찰나에 뒤집어쓴 육신과 운명으로 세뇌되고 길들여져 만들어진 나약하고, 어리석고, 사악한 마음의 틀을 깨끗이 씻어버리고 참된 생명, 하나의 생명으로 돌아와 투명한 마음, 투명한 시선으로 보라!

그대의 투명한 시선이 머무는 곳에 절대행복이 있으리라!

§ 물 밖으로 나와 보라.

스스로를 찾는 것은 매우 중요하다. 어쩌면 평생을 두고 살피고 느끼고 알아야 할 대상이 바로 스스로이다. 그런데 누구는 스스로에 빠짐으로 해서 현실(now and here)로부터 멀어지거나 현실을 도피할

우려가 있다고 생각하는 사람도 있다. 하지만 스스로를 아는 것은 오히려 현실을 더 세세하고 더 명료하게 알아차리면서 살아감을 알아야 한다.

태어나면서 찰나에 뒤집어쓴 육신과 운명에 세뇌되고 길들여져서 부리는 욕망과 행동이 스스로인 줄 알고 살다가 명상이나 깨우침으로 스스로를 느끼고, 스스로를 알면 참된 생명을 알고, 하나의 생명을 알고, 평등한 생명을 알고, 영원한 생명을 알게 된다. 그리고 참된 이치에서 현재의 삶을 살피고 알아차리고 다스리면서 살아가게 된다.

이것은 마치 물고기가 물 밖으로 튀어 올라 물 밖을 구경하고 나서야 자신이 물 안으로 돌아와 태어나면서 몸담았던, 그래서 너무나 몰랐던 물에 대해서 더 새삼 느끼게 되고 더 강렬하게 느끼게 된다. 그래서 이제까지 느끼지 못했던 물의 존재, 물의 맛, 물의 흐름, 물의 온도 등등을 더 선명하고 강렬하게 느낄 수 있다. 이처럼 스스로를 알고 사는 것은 현실을 더 세세하고 더 명료하게 알아차리면서 살아감을 알아야 한다.

이것은 또한 지금껏 주인인 스스로를 잃어버리고 객체가 주인 줄로 알고 살다가 참된 주인인 스스로를 알고 다시 주인의 자리로 돌아오는 것이다. 그래서 참된 생명인 스스로의 진정한 삶은 스스로를 되찾은 그때부터 시작된다.

§ 허무주의는 가라.

필자는 사람들에게 종종 죽음(육신과 운명을 벗는 것)에 대해서 항상 염두에 두고 살라고 조언해 준다. 그런 말을 자주 해주는 필자를 어떤 이들은 허무주의자라고 매도해 버린다.

스피치 강사이기도 한 필자는 스피치 강의를 하면서 수강생들에게 그날그날 주제를 주고 발표를 시키는데 자주 주는 주제 중에 하나가 '만약 나에게 앞으로 3일밖에 남지 않았다면'이라는 주제다. 그러면 대부분의 수강생들은 제일 먼저 자신에게 가장 소중한 것이 무엇인가를 찾으려 하고, 가장 소중한 것을 챙기고, 가장 소중한 그것과 함께하고 싶어 한다.

지금까지 영원히 지금의 육신과 운명으로 살 것 같았던 착각을 버리고 진정한 스스로의 삶을 찾고 싶어 한다. 그리고 자신이 알게 모르게 저지른 죄에 대해서 많은 반성과 함께 참회의 시간을 보낸다. 그리고 남은 3일을 가장 소중하게 쓰려고 애쓴다. 이처럼 죽음(육신과 운명을 벗는 것)을 늘 염두에 두고 사는 사람은 허무주의자가 아니고 가장 현실주의자이다.

오히려 찰나 동안 뒤집어쓴 지금의 육신과 운명으로 영원히 살 것 같았던 착각이나, 망각으로 스스로를 잃어버리고 스스로를 알지 못한 채 찰나 동안 뒤집어쓴 육신과 운명에 세뇌된 욕망만을 좇아가는 것은 마치 스스로를 잃어버리고 사는 치매 환자처럼 가엾고 허망한 삶이다.

죽음을 늘 염두에 두고 사는 사람은 그렇지 않고 영원히 살 것 같은 착각이나, 망각으로 사람에 비해서 삶을 대하는 자세가 다르다. 삶의 순간순간을 진정 소중한 것을 위해서 소중하게 산다.

찰나 동안 뒤집어쓴 육신과 운명에 세뇌된 덧없고 허망한 관념인 '나'와 '우리'라는 감옥에서 벗어나 참된 이치, 참된 생명, 하나의 생명, 영원한 생명에 눈떠 소중한 그것들을 위해서 소중한 시간을 소중하게 살다 간다.

찰나 동안 뒤집어쓴 육신과 운명이 전부로 알고 어리석어 사악해진 생명들은 함부로 이번 생을 살다가지만 눈뜬 생명들은 영원한 참된 생명, 하나의 생명을 알아 함부로 살지 않고 조심조심 살며, 생명들을 배려하고, 사랑하고, 이해하고, 놓아주면서 살다가 육신과 운명을 벗게 된다.

어떤가? 찰나에 뒤집어쓴 육신과 운명에 세뇌되고 갇혀서 그것으로 영원히 살 것 같은 착각에 덧없고 허망한 욕망만 부리고 좇으며 뇌의 쾌락과 괴로움으로 살다가는 것이 허무주의 인가? 아니면 찰나에 뒤집어쓴 육신과 운명을 염두에 두고 참된 소중한 것에 눈떠 참된 소중한 것을 위하고, 참된 소중한 것과 하나 되어 순간순간을 소중하게 사는 것이 허무주의 인가?

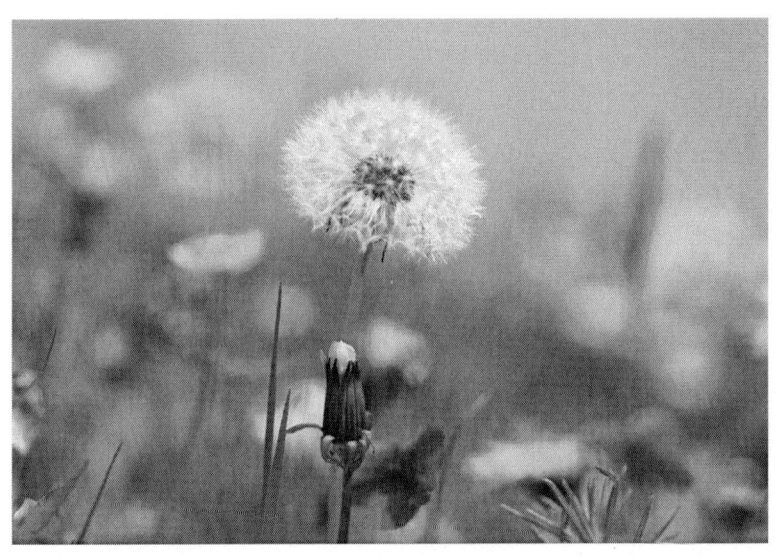

2. 명상 시

§ 영원한 생명으로 가는 길에

찰나에 뒤집어쓴 육신이
아무리 초라해도
그대가 참된 생명으로
가는 길을
그 무엇도 막지 못하리라

찰나에 뒤집어쓴 운명이
아무리 모질어도
그대가 참된 이치로
가는 길을
그 무엇도 막지 못하리라

찰나에 뒤집어쓴 어리석음이
아무리 깊어도
그대가 영원한 눈뜸으로
가는 길을
그 무엇도 막지 못하리라

찰나에 뒤집어쓴 사악함이
아무리 두터워도
그대가 영원한 벗어남으로
가는 길을
그 무엇도 막지 못하리라

영원한 생명으로 가는
그대의 길을 막을 수 있는 이는
이 세상, 저 세상 어디에도 없나니
오직 그대, 스스로뿐이어라!

§ 참된 空

空은 空이 아니다.

아무것도 없다는 것은
아무것도 없는 것이 아니다.

진정한 空은
空도 없는 것이네.

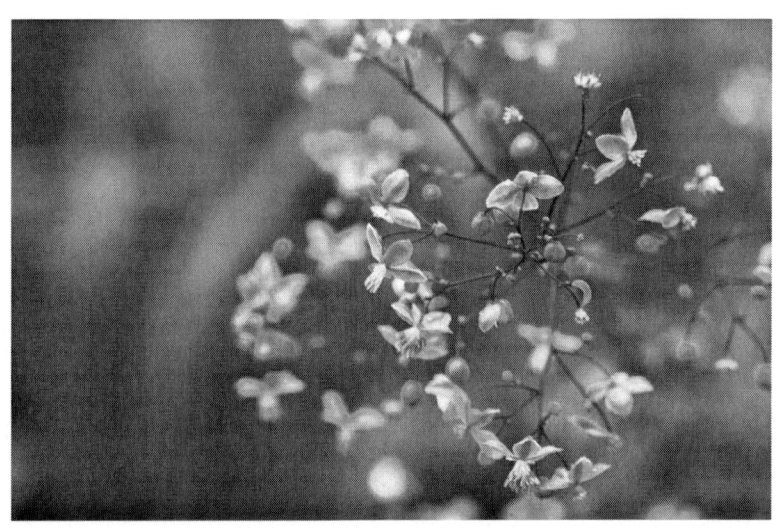

§지금 느껴보라

눈을 닫고
귀를 닫고
입을 닫고
코를 닫고
몸을 닫고
생각을 닫고
모든 것으로부터 벗어나면
그대는 느끼리니.

이미, 이 생명이
그대 안에 있음을

이미, 그대가
이 생명 안에 있음을

이미, 참된 이치가
관통하여 흐름을

§ 자성도 감옥이 될 수 있다.

말뚝에 매인
소가 되지 마라

자성이 有하면
생사가 有하네.
있으면 괴로움을 담고
없으면 괴로움 담을 곳 없어라.

자성이 따로 없는데
動할 것이 있으랴

자성에 집착하면
자성의 틀에 얽매이면
자성의 상에 얽매이면
자성에 갇히면
자성이 감옥이다
자성이 지옥이다
자성이 덫이다
자성이 어리석음이다

자성을 여의면
일체가 하나요.

스스로와 일체에서도
벗어나니
그 무엇을 담을 곳도, 담을 것도
그 무엇을 쌓을 곳도, 쌓을 것도
그 무엇을 가둘 곳도, 가둘 것도
없어라

모든 생사를 넘고
시공을 넘어
존재하는
스스로조차
사라지는 것이
영원히 존재하는 것이네
영원히 벗어나는 것이네
영원히 평안한 것이네

강을 건널 때 탄
나룻배
강을 건너고도
짊어지고 갈 수 있는가.
나룻배 위에 있다는 것은
아직 강을 건너지 못함이네.

§ 무엇을 이기는가

덧없고 허망한
'나'라는 껍데기를 만들어
'우리'라는 울타리를 만들어
어리석음으로
'다른 이'와 '다른 이들'이라는
허상과
수레바퀴 속에서 다투는 이여

이기는 것은
피라미드의 수레바퀴요
지는 것은
세뇌되어 욕망을 부리는
그대 스스로네

참된 이김을 찾는가?

여섯 가지 감각이

스스로를

세뇌시키고

어리석음의 늪으로

끌고 들어가는 사슬임을 알아

여섯 마리 용의 머리를

움켜쥐고, 굴복시켜

스스로 주인 된 자리를 잃지 마라

절대평등

절대자유

절대평안을 잃지 마라

§ 참된 것

가장 아름다운 색은
투명한 색이며

가장 평안한 소리는
고요한 소리이며

가장 향기로운 냄새는
아무 냄새도 나지 않으며

가장 착한 생명은
모든 세뇌를 씻은 생명이며

가장 참된 이치는
어느 것에도 갇히지 않은 이치이네

§ 풍선 같은 껍데기 삶

스스로를 잃어버리고
덧없고 허망한 껍데기 '나'를
쫓아가는 생명들은
부풀어 오른 풍선과 같네.

풍선이 터질 것을 두려워하고
풍선에 바람이 빠질 것을 두려워
무언가의 욕망으로 지탱하고
무언가의 욕망으로 채우며 살다가
욕망을 잃으면
끈이 풀려 제멋대로 날아다니는
바람 빠지는 풍선 같네.

생명아, 생명아
덧없고 허망한
껍데기 '나'를 향한
욕망을 버리고
스스로에게 돌아오라
스스로에게 돌아오라

죽음도 터트리지 못하는
죽음도 터트릴 수 없는

§ 참된 이치를 생명으로

이 생명은
육신으로 사는 것이 아니요
참된 이치로 사나니

생명아, 생명아
이 생명이 눈뜬
참된 이치에 눈뜨면

이 세상과 저 세상
어느 곳, 어느 것에도
세뇌되지 않을 것이며,
길들여지지 않을 것이며,
갇히지 않을 것이며,
노예가 되지 않을 것이며,
어리석음과 사악함으로
악업을 짓지 않고
벗어날 수 있으리니

어떠한 수레바퀴도
어떠한 집도
어떠한 피라미드도
어떠한 울타리도
그 무엇도
그대를 괴롭히지 못하리라
그대를 가두지 못하리라

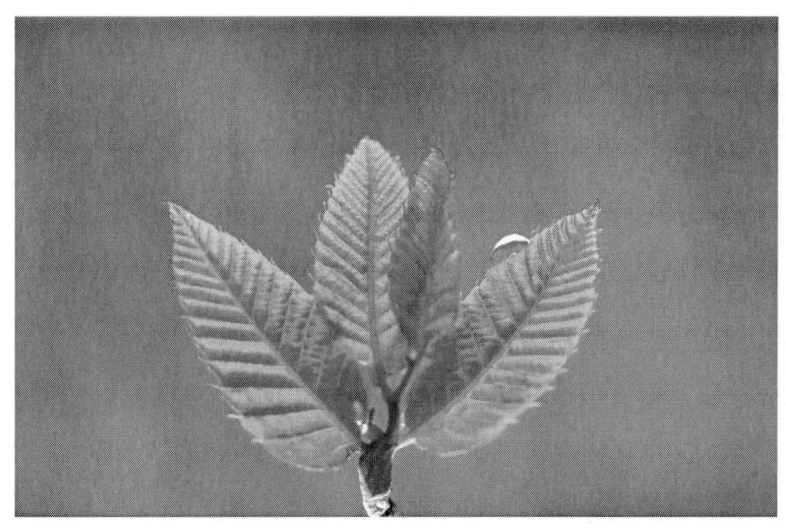

§ 참된 이치가 그대를 구원하리라!

괴로움은
욕망의 짐으로부터 오고

욕망의 짐은
욕망으로부터 오고

욕망은
어리석음으로부터 오고

어리석음은
어둠으로부터 오고

어둠은
갇힘으로부터 오나니

생명아, 생명아
어느 것에도
갇히지 않은
참된 이치에 눈떠
참된 이치가 되어
영원히 존재하라

절대평등
절대자유
절대평안으로

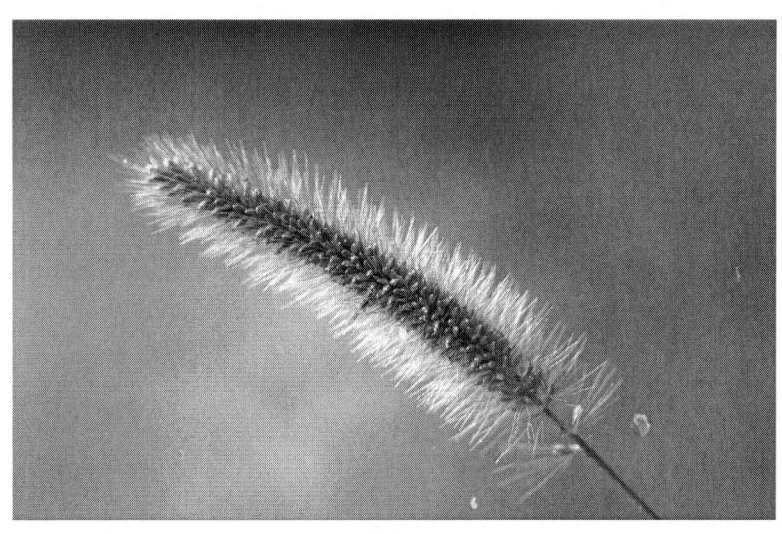

§ 지나간 것은 지나간 것

가라앉은 잠재의식을 헤집어
흙탕물을 만든다고
기억들이 치료가 되더냐

밀려오는 신선한 지금을
모두 놓치려고
이 순간에도
순간순간 쌓여가는 기억들을
모두 부둥켜안고 치료하랴
모두 부둥켜안고 치료하랴

돌이킬 수 없고, 어쩌지 못하는
사라진 과거를 유형화시켜
새로운 지금을 더럽히지 마라
새로운 지금을 어둡게 하지 마라
새로운 지금을 아프게 하지 마라
새로운 지금을 나약하게 하지 마라
기억의 노예가 되지 마라
기억에 스스로를 가두지 마라

1초만 지나도
그대는, 이미

1초 전의 시공에서 벗어난
전혀 새로운 생명인 것을
전혀 새로운 생명인 것을

보도블록 사이에서
짓밟히고, 찢겨진
한 포기 풀도
남은 잎사귀로
지금을 싱싱하게 사는데
지금을 새롭게 누리는데
지금을 온전히 만끽하는데

이 세상에서
그대가 기억할 것은
아무것도 없다
그 누가
그대의 산 육신을
뜯어먹을지라도

육신도
덧없고 허망하거늘
그것으로 인한 것들이야

§ 평안하라.

덧없는 육신의 세뇌와
어리석은 세상의 세뇌와
허망한 종교의 세뇌로
눈뜨지 못한 생명들은
무엇인가에 집착하고
무엇인가를 만들고
무엇인가를 채우고
무엇인가를 소유하고
무엇인가에 의지하여
평안을 찾으려 한다

그 무엇인가에
스스로를 영원히 고정시켜
영원히 평안하려고 한다.

모든 시공 속에 존재하는 것은
모두 덧없고, 모두 허망한 것
모두 생기면 멸하노니

평안은
외부의 무엇인가가
가져다주는 것이 아니라
모든 흐름 속에서도 변하지 않는
스스로가 품고 있는 것

모든 것을 비우고
모든 것을 버리고
모든 것을 씻어서
그대 안에 스스로를 보라
그대 안에 참된 이치를 보라
그대 밖에 참된 이치와 하나 되어라

평안은
눈뜨면 누리나니
눈뜨지 못한 자여
그대는, 이미
스스로 평안 안에 들어와 있음을 알라

§ 세뇌된 욕망

어리석은
생명들이 뿜어내는
욕망은
육신, 세상, 종교에 세뇌된
덧없고 허망한 욕망
덧없고 허망한 욕망

생명아, 생명아
스스로 눈떠
알게 모르게 세뇌된
욕망을 버리고
욕망에서 벗어나
스스로를 자유롭게 하라
스스로를 평안히 하라
스스로를 구원하라

§ 행복하라

작은 것에서
행복을 느끼는 사람은
많은 행복을 누릴 수 있고

평범한 일상에서
행복을 느끼는 사람은
삶을 모두 행복으로 채울 수 있으며

벗어남으로
행복을 느끼는 사람은
생사를 넘어서도 행복하다

§ 대자연에 가난은 없다

가난한 것이 아니라
가난하다고 생각하는 것이
가난한 것이다

가난이 두려운 것이 아니라
가난이 두렵다고 생각하는 것이
두려운 것이다

가난이 나쁜 것이 아니라
가난이 나쁘다고 생각하는 것이
나쁜 것이다

가난이 부끄러운 것이 아니라
가난이 부끄럽다고 생각하는 것이
부끄러운 것이다

대자연엔 가난이라는 단어는 없다
있으므로 존재하고
없으므로 사라질 뿐
가난이라는 허망한 단어를 버려라
가난이라는 허망한 틀에서 벗어나라

§ 단어와 말의 허상

허망한 단어를 부수어라
어리석은 단어를 없애라
세뇌시키는 단어를 극복하라
생명들이여

그대를
알게 모르게 세뇌시켜
길들이고 가두어버린
허망하고 어리석은 단어를
부수어 벗어나라

그대가
세상의 어리석은, 허망한
덧없는, 나약한, 탐욕스런 감옥에서
벗어나는 첫 번째 문은
단어의 허상
말의 허상을 아는 것이다

§ 나는 무엇인가

나는 누구인가
나는 무엇인가
물음을 갖고 태어나
지금까지 살아왔다

이름, 육신, 생각, 관계
지식, 관념, 지혜……
그것들을 나라고 생각하고
스스로를 그곳에 가두었네

덧없는 주춧돌 위에 세운
화려한 욕망의 누각은
물음 한 방에 허물어지고
또다시 욕망을 사르고
물음 한 방에 허물어지네

허물어질 때마다
버릴 때마다
조금씩 벗어나누나.
조금씩 눈을 뜨누나

나
나
나
나
그 허망함이여
그 감옥이여
그 어리석음이여
그 어둠이여

찰나의 덧없는 껍데기에
갇히지도, 길들지도 않은
스스로는
평안, 자유, 영원한 생명